1日大さじ1杯だけでカラダがよみがえる！
かんたんオイル健康法

オイルソムリエ
白城あやか

自分のために、家族のために、
10年後、20年後の健康は
いまから作りましょう。

いま、私の暮らしのなかで〝体にいいオイル〟は日常になっています。
結婚して20年あまり、夫にも子どもにも〝体にいいもの〟を
食べてもらいたいと思いながら料理をしていました。
そんなとき、オイルの勉強を始めて、毎日何気なく使っていたオイルが、
健康につながる機能を持っていることもあれば、
作り方や使い方などによって健康を害する可能性もある、ということを知って、
その大切さを強く意識するようになりました。
そして、オイルソムリエの資格をとったいまは、
その役立つ知識をひとりでも多くのかたにお伝えできたら、と思っています。

この本では、私がおすすめできると実感したオイルを中心に、
使い方をご紹介しています。
〝体にいい〟といっても、オイルはクスリではありません。
でも、健康寿命をのばすために、日々の暮らしのなかで
むりなくできることの一つが、おいしくて機能性の高いオイルを料理に使ったり、
お肌のお手入れに使ったりすること。
健康管理の面からいうと、食べるオイルは、1日大さじ1杯で充分なのです。
私も主人も、50歳をすぎました。子どもたちも大学生から小学生まで、男の子4人。
いまから気を配るのと無関心でいるのとでは、10年後、20年後、
それよりもっともっと先の健康に差が出ると思っています。
自分が健やかでいられること。そして家族から「おいしい」の声が聞けて、
しかも元気でいてくれること。それが、何よりうれしいんです。

白城あやか

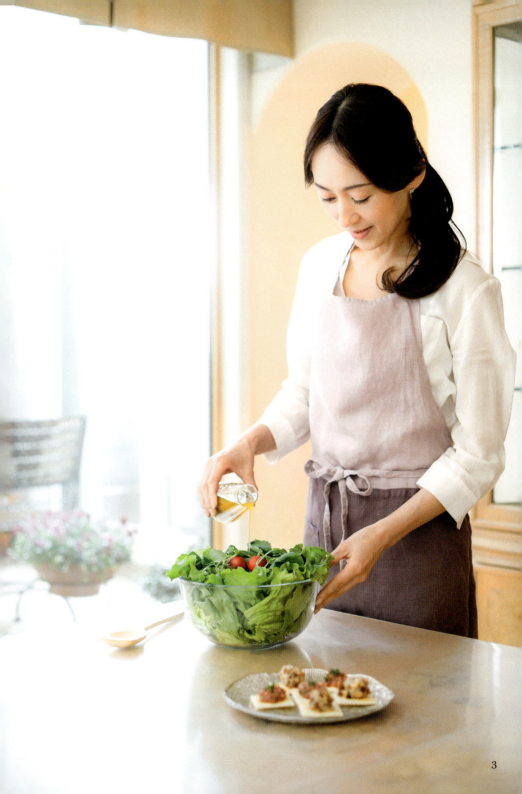

Contents

2　自分のために、家族のために、10年後、20年後の健康はいまから作りましょう。

Part 1
食べるオイル 編
簡単でおいしい健康レシピ

8　オイルのタイプ別に使い方は3通り！

🫙 炒める、揚げる、煮る……
加熱OKのオイルで

10　具だくさんオムレツ
12　めかじきのソテー
14　鶏のから揚げ
16　焼き豚どんぶり
18　きんぴらごぼう
19　野菜たっぷり塩焼きそば
20　マカダミアトースト
21　From Ayaka's Blog

🫙 ちょっと熱を加えて立ちのぼる香りも楽しむ
100℃前後で使いたいオイルで

22　麻婆豆腐
24　海老入りチヂミ
26　ほうれん草のナムル
28　忙しい日の朝食
　・卵かけご飯
　・カメリナ風味のみそ汁

香りのよいオイルで極上"だけ"レシピ

30　`蒸すだけ`
　　蒸し野菜＆きのこ 香り仕立て
32　`ゆでるだけ`
　　青菜のおひたし えごま風味
33　`焼くだけ`
　　焼きしいたけ
34　`熱々オイルをかけるだけ`
　　ねぎじゃこ豆腐

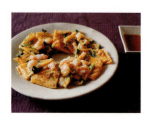

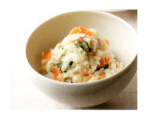

必ず生で使いたい
加熱NGのオイルで

- 36 健康納豆
- 38 さっぱりポテトサラダ
- 40 〈ワインを楽しむカナッペ2種〉
  - ブルーチーズフルーツカナッペ
  - コンビーフカナッペ
- 42 たこのマリネ
- 43 いんげんの白和え

マヨネーズ＆ドレッシングは手作りで

- 45 マヨネーズ＆ドレッシングに便利なオイル
- 46 香りマヨネーズ
  - *こんな使い方もおすすめ
- 47 ほたるいかのカメリナマヨネーズ和え
- 48 便利な5つのドレッシング
  - 洋風ドレッシング
  - バーニャカウダソース
  - 和風ドレッシング
  - 中華風怪味ソース
  - Arrange 中華風ドレッシング

わが家のオイル使い
お弁当の知恵

知恵1
脂をいい油におきかえる

- 50 豚そぼろ弁当
- 52 お弁当に便利な作りおき
  - 牛ごぼう
  - 鶏そぼろ
- 54 肉じゃが

知恵2
オイルをからめて冷めてもおいしい

- 56 栄養たっぷり炊き込みご飯

知恵3
"ちょっとプラス"で自然にオイルをとる

- 58 豚しょうが焼きのっけうどん
- 60 作りおきできるみそ玉

オイルの香りがエッセンスに
おやつも手作りで安心！

- 62 パンケーキ
- 64 りんごとバナナのパウンドケーキ
- 66 フルーツヨーグルト マカダミアナッツ風味

家族や友人と集うときの
おもてなしレシピ

- 68　パスタランチ
- 72　五目混ぜご飯
- 76　Part1「食べるオイル編」のおさらい
  料理にオイルを使うときの
  2大ルール

Part 2
美容&アロマオイル 編
しっとり美肌と
暮らしのなかの
楽しみ方

- 78　私の美容オイルはこの2つ
- 80　ホホバオイルは
　　　お肌のお手入れに万能！

　　　＊ホホバオイルの使い方
- 82　1　化粧水のあと、
　　　　乾かないうちになじませて保湿
- 84　2　他の機能性オイルと混ぜて使う
- 86　切り傷ややけどには
　　　タマヌオイルを

- 88　アロマオイルで不調予防を

　　　＊アロマオイルの使い方
- 88　1　冬場は加湿器に入れて
- 90　2　マスクにたらして
- 92　3　のどのケアにもいい"顔エステ"に

- 94　揚げ油でかんたんキャンドル作り

- 95　教えて、オイルソムリエの
　　　白城 あやかさん！
　　　私たちのギモン

- 106　この本でご紹介したオイル
- 110　オイルがもっとわかる主な用語集

この本の決まりごと

- 小さじ1は5ml、大さじ1は15ml、1カップは200mlです。
- 電子レンジは600Wを使用しています。500Wの場合は、時間を1.2倍にしてください。また、加熱時間は目安です。
- 塩はミネラル分を含むものを使っています。みそはお好みのものをお使いください。

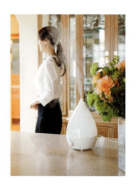

Part 1

食べるオイル 編

>>>>><<<<<

簡単でおいしい健康レシピ

オイルのいちばん身近な使い方は、なんといっても毎日の料理！
体の内側から健康になれるよう、
さまざまな機能性のあるオイルをおいしく生かしましょう。

オイルのタイプ別に使い方

加熱もOKのタイプ

- オリーブオイル
- 米ぬかオイル
- アルガンオイル
- マカダミアナッツオイル
- ココナッツオイル など

焼いたり揚げたり煮込んだり、日々のおかず作りでよく登場する調理法には、このタイプのオイルを使います。安定していて熱にも強く、酸化しにくいので、高温での加熱も大丈夫。もちろんそのまま生で使ってもいい、万能のオイルです。

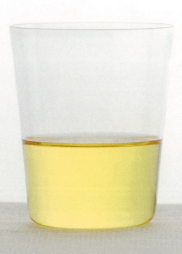

写真は左から米ぬかオイル、カメリナオイル、アマニオイル。

は3通り!

100℃以下の加熱が安心のタイプ

- ごま油
- カメリナオイル など

高温で加熱すると酸化しやすくなるタイプのオイルは、火を止めたあとやお皿に盛った料理に使うのが好ましいでしょう。150℃ぐらいまで加熱OKのオイルもありますが、100℃ぐらいを意識すると安心です。もちろん生で使うのもおすすめです。

加熱NGのタイプ

- えごま油
- アマニオイル
- MCTオイル など

「オメガ3系」のオイル(→p.98)のように、構造が不安定で、加熱によって酸化するタイプのオイルは、かならず生で使いましょう。サラダやおひたしなど常温の料理にかけたり、和えもののころもにしたり、ドレッシングにして楽しむといいでしょう。

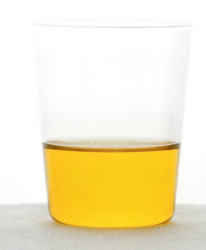
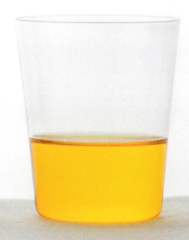

炒める、揚げる、煮る……
加熱OKのオイルで

米ぬかオイルやオリーブオイルなど、酸化する温度（臨界温度）が高い油は加熱に向くので、炒めものや揚げものなどに使っても安心。
もちろん生で使ってもおいしい〝万能オイル〟です。
ここでは火にかけて作るメインのおかずを中心にご紹介します。

[使用オイル]
オリーブオイル

具だくさんオムレツ

オリーブオイルの香り漂うオムレツは、
大きめに切った具がゴロゴロ入って食べごたえがあって、子どもたちも大好き。
ベーコンをハムやソーセージに替えるなど、アレンジしてもいいでしょう。

>>>>><<<<<

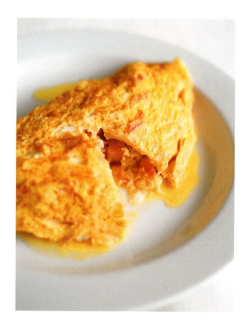

材料（1人分）
卵 …… 3個
厚切りベーコン …… 80g
トマト …… 中¼個
玉ねぎ …… ¼個
塩 …… ふたつまみ
オリーブオイル …… 大さじ½

1. ベーコン、トマト、玉ねぎは1cm角に切る。卵はよく溶いて、塩を加え混ぜる。
2. フライパンにオリーブオイルを熱し、ベーコン、トマト、玉ねぎを炒め、1の溶き卵を一気に加える。菜箸などでさっとかき混ぜ、ふちが固まるまで中火で焼く。
3. へらで向こう側に寄せて半円に形作り、表面がしっかり焼けたら中が少し半熟状態で火を止め、皿に盛る。

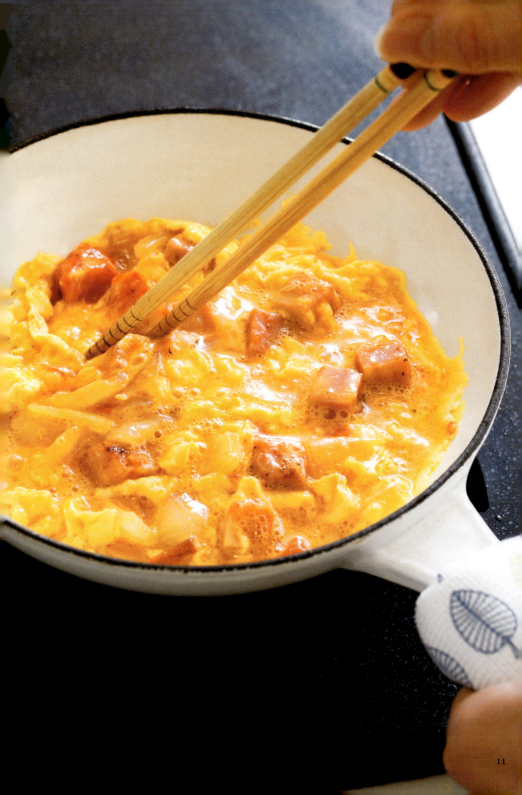

[使用オイル]
オリーブオイル

めかじきのソテー

淡泊な白身魚を使った、ご飯にも合うメインディッシュ。
バターだけだとちょっと濃厚ですが、オリーブオイルと半々ぐらいで使うと軽やか。
おいしいたれも、残らずかけて。

>>>>><<<<<

材料（2人分）

めかじき（切り身）…… 2切れ
塩 …… 少々
薄力粉 …… 適量
パプリカ（赤）…… ½個
オリーブオイル* …… 大さじ ½
バター …… 10g
しょうゆ …… 大さじ 2

*風味は淡いですが、
　米ぬかオイルでもいいでしょう。

1 パプリカは種とへたを取り、細切りにする。めかじきは半分に切って両面に塩をふり、5分ほどおく。出てきた水分をペーパータオルでふき取り、薄力粉をまぶす。

2 フライパンにオリーブオイルとバターを中火で熱し、**1**を入れる。めかじきの両面にこんがり焼き色がつくまで焼く。

3 仕上げにしょうゆを回し入れ、めかじきにからめる。火を止め、めかじきとパプリカを器に盛り合わせ、フライパンに残ったたれをかける。

Ayaka's voice

めかじきの切り身は身が柔らかく、骨がないので、子どもたちも喜んで食べてくれます。鯛や真だらなどの白身魚で作ってもおいしいですよ。

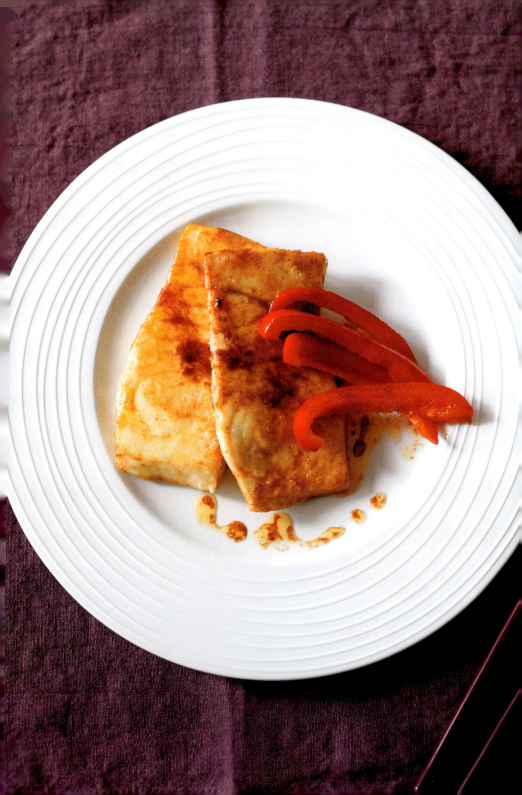

[使用オイル]
ココナッツオイル
（無香タイプ）

鶏のから揚げ

男の子が4人もいるわが家では、揚げものは家族に大人気。
高温で加熱するから、〝酸化しにくい油〟を使うのが必須です。
香りのないココナッツオイルを使いましたが、他の〝加熱OKの油〟でもいいでしょう。

>>>>><<<<<

材料（2人分）
鶏もも肉 …… 2枚
アスパラガス …… 4本
パプリカ（黄）…… ½個
A｜ しょうゆ …… 大さじ3
　｜ 酒 …… 大さじ1
　｜ しょうが（すりおろし）…… 1かけ分
片栗粉 …… 大さじ3
ココナッツオイル（無香タイプ）*
　　…… 400mlほど
塩 …… 少々

＊香りのあるタイプのココナッツオイルを使うと、
東南アジア風の香りが漂って、
また違うおいしさになります。
米ぬかオイルやオリーブオイルを使っても。

1 鶏肉は薄めのひと口大にそぎ切りにする。ビニール袋に入れてAを加え、よくもみ込んでから片栗粉をまぶす。
2 アスパラガスは根元の固い皮をむいて斜めに3等分にし、パプリカは種とへたを取り、細長く切る。
3 深めのフライパンにココナッツオイルを深さ1.5～2cmほど熱し、1を入れる。ひっくり返しながら両面を揚げ焼きにし、油をきる。
4 2は水分をペーパータオルでふき取り、3の油でさっとで素揚げにし、油をきって塩をふる。

Ayaka's voice
使った油は、翌日ならもう一度使うこともありますが、気になるときはアロマキャンドルにしてもいいですね（→p.94）。

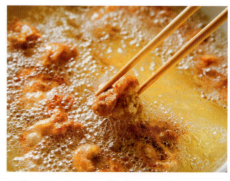

揚げ油が少なめなので、底にくっついて焦げつかないよう、動かしたりひっくり返したりする。

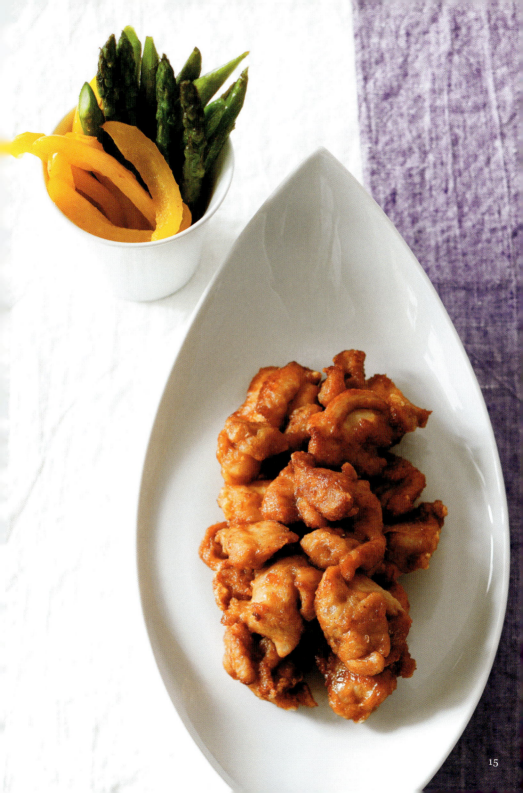

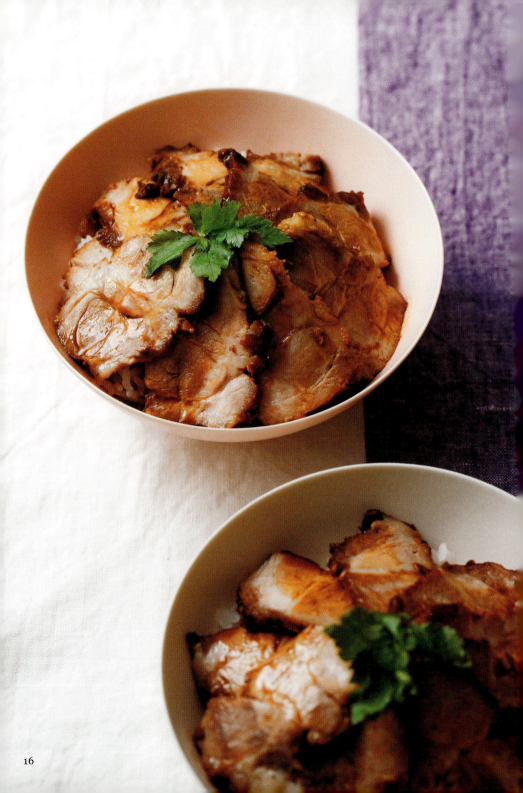

[使用オイル]
米ぬかオイル

焼き豚どんぶり

作りおきできる焼き豚を仕込んでおけば、ご飯にのせるだけで完成。
煮汁に出た脂を取り除いて、体にいい油をプラスしてたれを作るので、
豚肉の旨みはしっかり味わえるのに、しつこくなくて胃にも軽やかです。

＞＞＞＞＞＜＜＜＜＜

材料（2人分）

焼き豚（作りやすい分量。適量を使う）
- 豚肩ロース肉（かたまり） …… 400g×2個
- 長ねぎ（青い部分）…… 1本分
- しょうが（薄切り）…… 3〜4枚
- ▶煮汁
  - 水 …… 400mℓ
  - しょうゆ …… 100mℓ
  - 砂糖 …… 60g
  - みりん …… 大さじ1
- 米ぬかオイル …… 小さじ2

ご飯 …… 2膳分
三つ葉 …… 適量

1. 圧力鍋に米ぬかオイル小さじ1を熱し、豚肉を入れ、全面に焼き色がつく程度に焼く（a）。
2. 火を止め、長ねぎ、しょうが、煮汁の材料を加え、蓋をしめ、中〜強火にかけて圧力をかけていく。圧力鍋の重りがふれたら火力を調整して軽くふれる程度にし、15分加熱する。火を止めて、圧力が抜けるまでおき、蓋を開ける。穴をあけたアルミ箔をかぶせ、中火で煮汁が半量になるまで煮つめる（b）。
3. 焼き豚と煮汁をそれぞれ別のバットに取り出し、冷ます。
4. 煮汁が冷めて上面に脂が白っぽく固まったら、脂を取り除く（c）。電子レンジなどで温め、米ぬかオイル小さじ1を加えてよく混ぜ合わせてたれを作る（d）。焼き豚はスライスする。
5. 器にご飯を盛り、焼き豚をのせ、三つ葉を飾る。たれを適量かける。

Ayaka's voice

煮汁は、粗熱がとれたら冷蔵庫や冷凍庫に入れると、脂が早く固まります。お酒の〆の小どんぶりにも、お弁当にも重宝します。

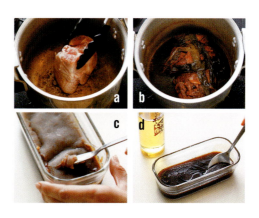

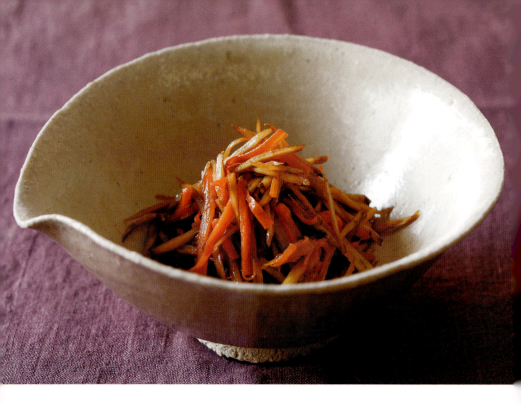

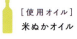［使用オイル］
米ぬかオイル

きんぴらごぼう

ごぼうの香りを楽しみたいから、クセのない米ぬかオイルを使います。
〝スーパービタミンＥ〟といわれる抗酸化作用の強いトコトリエノールもとれて嬉しいですね。
5日ほど日もちするので、多めに作るのがおすすめ。

>>>>>><<<<<<

材料（2人分）
ごぼう …… ½本
にんじん …… ½本
米ぬかオイル …… 小さじ1
A ┃ 酒 …… 大さじ½
　 ┃ しょうゆ …… 大さじ1
　 ┃ 砂糖 …… 大さじ½

1 ごぼうとにんじんは細切りにし、ごぼうは水に5分ほどさらし、水けをきる。
2 フライパンに米ぬかオイルを熱し、ごぼうとにんじんを炒めてからAを加え、煮汁がなくなるまで煮つめる。

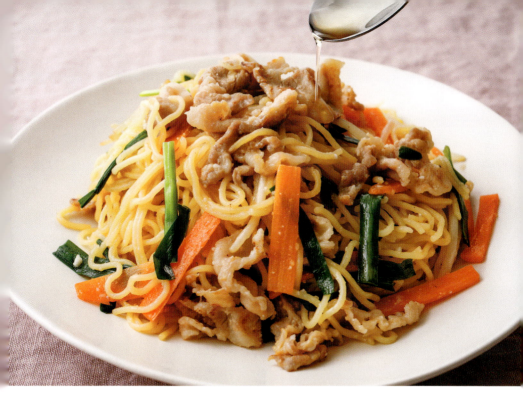

[使用オイル]
米ぬかオイル
アルガンオイル

野菜たっぷり塩焼きそば

肉と野菜をたっぷりと使って、塩麹で深みのある塩味に仕立てる具だくさんの焼きそば。シンプルな味つけで、希少なアルガンオイルの香りを存分に楽しみます。

>>>>><<<<<

材料（2人分）
- 焼きそば麺 …… 2玉
- 豚ばら肉 …… 150g
- にら …… 3本
- もやし …… 1/4袋
- にんじん …… 1/3本
- 米ぬかオイル …… 小さじ1
- A | 塩麹 …… 大さじ3
  | しょうゆ …… 大さじ1
- アルガンオイル* …… 小さじ1

*ほかにごま油やカメリナオイルなど、香りのあるものを。

1. 焼きそば麺は湯をかけてほぐす。豚ばら肉、にらは3cmほどに切り、にんじんは短冊切りにする。
2. フライパンに米ぬかオイルを熱し、豚ばら肉を炒めて色が変わったら、もやし、にんじんも炒め合わせる。野菜がしんなりしたら焼きそば麺を加えてAの調味料を入れ、麺をほぐしながら混ぜ合わせる。
3. 仕上げににらを加え、全体をさっと混ぜる。器に盛り、アルガンオイルを回しかける。

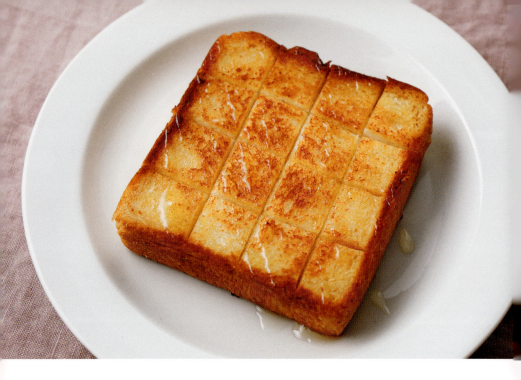

[使用オイル]
マカダミアナッツオイル

マカダミアトースト

焼きたてのトーストにマカダミアナッツオイルをかけると、
甘くて上品なナッツの香りがふわっと立ちのぼってとても美味。
豊富に含まれるパルミトレイン酸が血管壁を強くするので、
鼻血が出やすい次男のために、よく作ります。

>>>>><<<<<

材料（1人分）
食パン …… 1枚
バター …… 10g
マカダミアナッツオイル
　　…… 小さじ1
はちみつ …… 小さじ1

1　食パンの片面に、さいの目に切り込みを入れる。
2　フライパンを軽く熱してバターを溶かし、1の切り込み側を下にして入れ、中火で焼き色がつくまで焼く。裏返し、蓋をして1〜2分、裏面も同様に焼く。
3　皿に盛り、マカダミアナッツオイルとはちみつをかける。

From Ayaka's Blog

皆さまに、
私のリアルな日常を
ちょっとご紹介。

　私の一日は早朝5時、家族の朝食と子どものお弁当作りから始まります。
　わが家には4人の子どもがいて、みんな男の子！　昨年（2017年）、長男が大学生になり、野球部の寮に入ったので、いま家にいるのは3人。そのお弁当をぜひ、ご覧ください！（右写真）
　中学3年生、食べ盛りの次男のお弁当箱は、何と〝2ℓタッパー〞（笑）。「豚しょうが焼きのっけうどん」（→p.58）は、この本では普通のかたの1～2人分としてうどん1玉でご紹介しましたが、次男は1人でうどん3玉……どれだけお腹がすくのでしょう！　「今日もおいしかった」と言って、空っぽのお弁当箱を出してくれるのがとてもうれしいから、朝早くてもがんばれます。
　私のブログには、お弁当をはじめ、日々のできごとをあれこれ綴っています。ぜひご覧くださいね。

● 白城あやかオフィシャルブログ
「Eternity」
https://ameblo.jp/eternity-182/

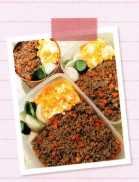

左手前が、このとき（2018年1月）中学2年生だった次男の〝2ℓタッパー〞弁当！　最初、家庭科の先生に信じてもらえず、実物を見せたそうです（笑）。右上は三男のお弁当です。4月に中学生になったので、少し大きいものに変えようかな～。奥は、まだ体が小さい四男のお弁当。内側が朱塗りでカワイイこのわっぱは、幼稚園の卒業祝いにいただいたもので、「豚そぼろ弁当」（→p.50）でも使っていますよ。

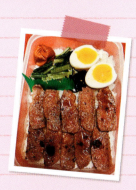

今年（2018年）の2月、宝塚歌劇団を退団してはじめてのディナーショーをさせていただきました。この日作ったお弁当は、前日に仕込んだローストビーフをご飯にのせて、卵と野菜を添えたもの。シニアチームで野球に励んでいる次男に、いい筋肉をつけて体を強くしてもらいたくて、あえてたんぱく質多め。ローストビーフを焼くときは、もちろん米ぬかオイルです！

ちょっと熱を加えて立ちのぼる香りも楽しむ
100℃前後で使いたいオイルで

いい香りを持つオイルには、
高温で加熱すると酸化するものがあります。
これらは100℃前後の加熱なら大丈夫。だから、温かい料理の仕上げに
かけたり混ぜたりすると、香りがよりいっそう立ちのぼります。

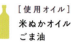

［使用オイル］
米ぬかオイル
ごま油

麻婆豆腐

白いご飯がすすむ中華おかずは、育ち盛りの子どもがいるわが家ではよく登場します。
チャイニーズテイストに欠かせない香ばしいごま油は、グツグツ加熱を避けるため、
お皿に盛ってからひと回し。成分をこわさず、香りを生かしましょう。

＞＞＞＞＞＜＜＜＜＜

材料（2人分）
豆腐 …… 1丁（300g）
豚ひき肉 …… 200g
長ねぎ …… ½本
しょうが …… 1かけ
にんにく …… 1かけ
米ぬかオイル …… 小さじ1
A｜しょうゆ …… 大さじ1
　｜甜麺醤 …… 大さじ2
　｜豆板醤 …… 大さじ1
水 …… 150㎖
ごま油 …… 小さじ1
▶水溶き片栗粉
　｜片栗粉 …… 小さじ1
　｜水 …… 小さじ2

1 豆腐は600Wの電子レンジで2分加熱し、ペーパータオルに包んで皿などをのせ、重しをして5分以上おき、水きりする。さいの目に切る。長ねぎ、しょうが、にんにくはみじん切りにする。

2 フライパンに米ぬかオイルを熱し、長ねぎ、しょうが、にんにくをさっと炒める。豚ひき肉を加え、ポロポロになるまでしっかり炒めたら、Aを加えて味をなじませる。

3 分量の水と1の豆腐を加えて混ぜ合わせたら、水分が半分ほどになるまで煮つめる。

4 水溶き片栗粉の材料を混ぜて3に回し入れ、全体を混ぜてとろみをつける。

5 器に盛り、仕上げにごま油を回しかける。

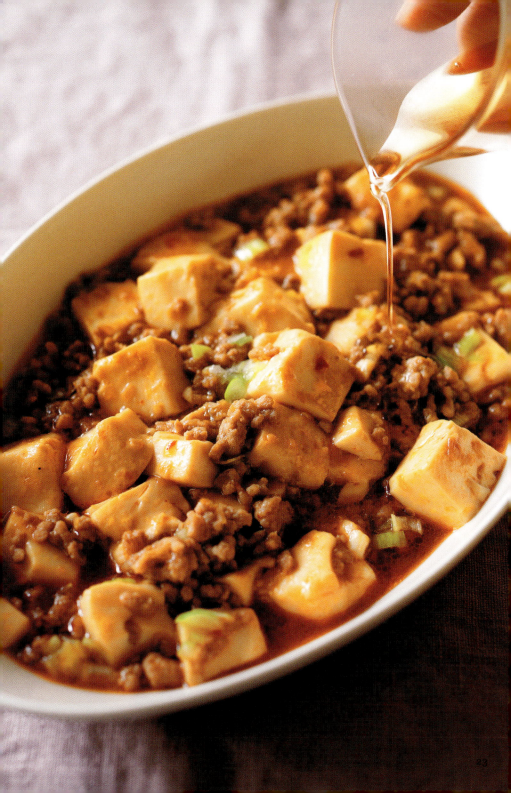

[使用オイル]
米ぬかオイル
ごま油

海老入りチヂミ

野菜と海老、卵が一度にとれてお腹も満たされるチヂミ。
加熱OKの米ぬかオイルで焼いて、
火を止めてから高温加熱をしたくないごま油をまとわせる、オイルのダブル使いです。

＞＞＞＞＞＜＜＜＜＜

材料（1枚分）
むき海老 …… 60g
にら …… 4本
玉ねぎ …… ¼個
▶チヂミの生地
　卵 …… 1個
　水 …… 大さじ3
　小麦粉・片栗粉
　　…… 各大さじ3
　しょうゆ …… 小さじ1
　塩 …… 少々
米ぬかオイル …… 小さじ1
ごま油 …… 小さじ1
▶チヂミのたれ
　中華風ドレッシング
　　（→p.49「Arrange」）…… 小さじ2
　酢 …… 小さじ¼

1 むき海老は背わたを取り、にらは3cm長さに切る。玉ねぎは薄切りにする。
2 生地を作る。卵を溶いて水を加え、そのほかの材料を加えてよくかき混ぜる。
3 フライパンに米ぬかオイルを熱し、1を炒める。2を加えて具材と混ぜ合わせたら丸く成形し、中火にしてこんがり色づくまで焼く。
4 3を裏返し、もう片面も焼き、火を止めてごま油を回しかける（a）。食べやすく切り分ける。たれの材料を混ぜて添える。

Ayaka's voice
冷めてもモチモチしておいしいので、お弁当のおかずにも重宝します。むき海老の代わりに、乾物の桜海老を入れても食感がよくなって、カルシウムもとれますよ。具はお好みで変えて、楽しんでください。

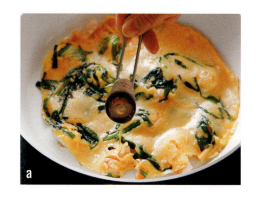

a

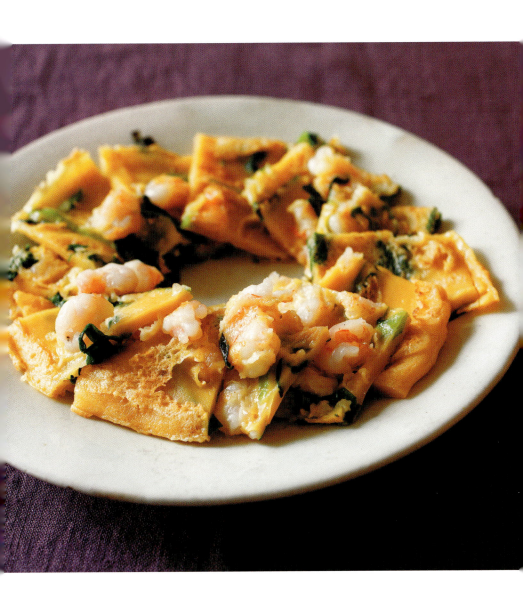

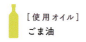

[使用オイル]
ごま油

ほうれん草のナムル

これだけで食べても、ご飯と合わせてもおいしい韓国風の和えもの。
高温で加熱できないごま油は、生で使うのはもちろんOK。
その香ばしい香りで、青菜がたっぷりと食べられます。

>>>>><<<<<

材料（2人分）
ほうれん草……4〜5株
塩……小さじ1/3
しょうゆ……小さじ1/2
ごま油*……小さじ1

＊青い香りのカメリナオイルを使っても、また違った味わいになります。

1 ほうれん草はさっとゆで、水にとって水けをしっかりめに絞り、3cm長さに切る。
2 塩をふってよくからませ、さらにしょうゆを加えてよく和える。味がよくからんだらごま油を加えて（**a**）、さらによく和える（**b**）。少しおいて味をなじませる。

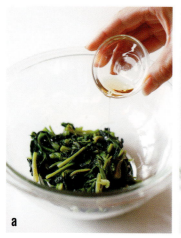

a

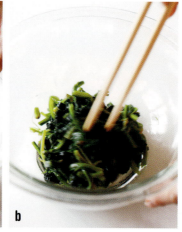

b

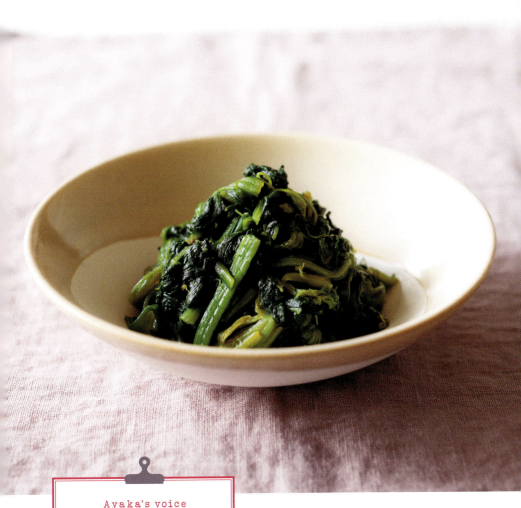

Ayaka's voice

ゆでたほうれん草はしっかりめに水分を絞って、まずは味をしっかりからませてから、仕上げにオイルを含ませるのがおいしく作るコツ。ねぎやにらのような青い香りのカメリナオイルを使うのもおすすめ。

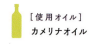

[使用オイル]
カメリナオイル

忙しい日の朝食

朝は何かと忙しい、でもきちんと朝食は食べたい、そんな日のレスキューメニューがこれ。卵かけご飯とみそ汁を作って、カメリナオイルをちょっとかけます。青い香りが漂って、心まで満たされます。

>>>>>><<<<<<

卵かけご飯

材料（2人分）
温かいご飯 …… 2膳分
卵 …… 2個
しょうゆ …… 適量
カメリナオイル …… 小さじ1/3

1 茶碗にご飯を盛り、卵を落とす。
2 しょうゆをたらし、カメリナオイルをかけ、混ぜていただく。

カメリナ風味のみそ汁

材料（2人分）
だし汁 …… 300㎖
長ねぎ（斜め切り）…… 1/2本分
乾燥わかめ …… 小さじ1
みそ …… 大さじ2
カメリナオイル …… 小さじ1/3

1 鍋にだし汁と長ねぎを入れ、沸いたら乾燥わかめを入れる。少し煮て、みそを溶き混ぜて火を止める。
2 1を椀に盛り、カメリナオイルをたらす。

Ayaka's voice

カメリナオイルは、オメガ9系でありながら、オメガ3系の脂肪酸を含むので、100℃くらいまで安心して加熱できる、珍しいオイルです。ねぎやにらに近い香りを持つので、とくに忙しい日はおみそ汁にねぎを入れなくても、まるで入れたような香りに。卵との相性がとてもよいので、卵焼きやオムレツにかけてもいいですね。

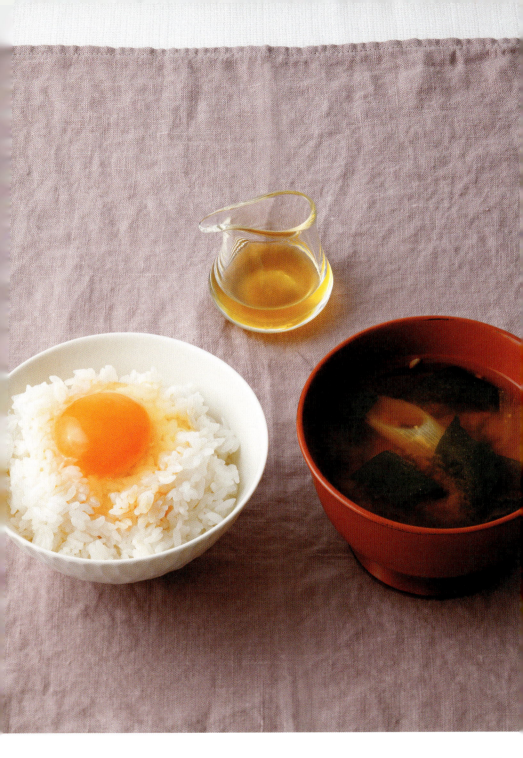

香りのよいオイルで
極上〝だけ〟レシピ

自然の植物をしぼったナチュラルなオイルは、〝香りもごちそう〟。
とてもシンプルな調理でも、いきなりおいしくなる4つのレシピをご紹介しましょう。

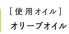
［使用オイル］
オリーブオイル

蒸すだけ

蒸し野菜＆きのこ 香り仕立て

良質なオイルがあれば、野菜やきのこを蒸しただけでもおいしくて、たっぷりと食べられます。野菜は、蒸すのに向くものなら何でもいいでしょう。蒸し上がりの熱々にオイルをかけると、簡単なのに絶品です。

>>>>><<<<<

材料（3～4人分）
- れんこん ……1節
- エリンギ ……1本
- しめじ ……1/3袋
- スナップえんどう ……10本
- かぼちゃ ……1/8個
- オリーブオイル ……適量
- 粗塩 ……適量
- 和風ドレッシング（→p.49）……適量

1 れんこんは皮をむいて輪切りに、エリンギは細切りに、しめじはひと口大に分ける。スナップえんどうは筋を取り、かぼちゃはくし形の薄切りにする。

2 蒸気のよく上がった蒸し器で、1を柔らかくなるまで蒸す。

3 お好みで<mark>オリーブオイル</mark>と粗塩や、<mark>和風ドレッシング</mark>をかけていただく。

Ayaka's voice

ここではオリーブオイルと和風ドレッシングでご紹介しましたが、オイルやソースを変えるだけで、どんな料理にも合わせられるんですよ。たとえばメインが魚料理なら和風ドレッシングに、ぎょうざなら中華風ドレッシングに、パスタならバーニャカウダソースや洋風ドレッシングに。野菜もお好みのものに変えて、アレンジしてみてください。

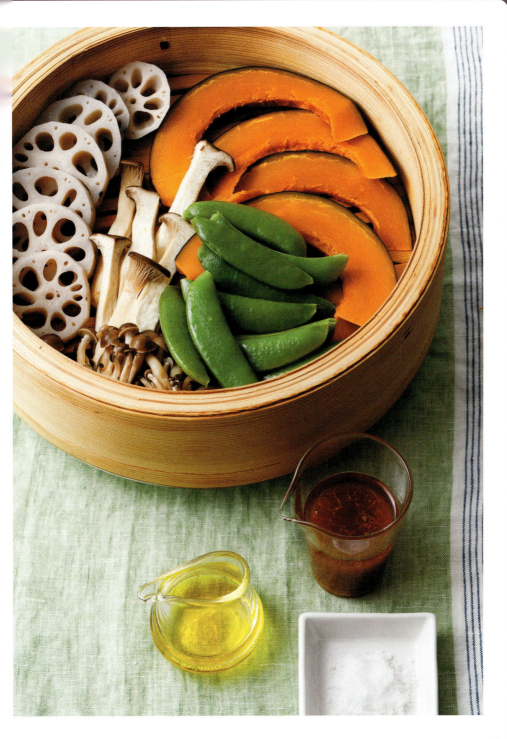

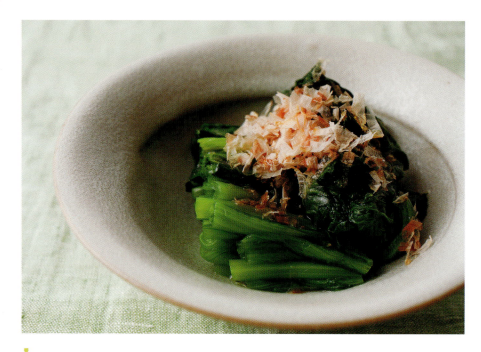

[使用オイル] えごま油

ゆでるだけ

青菜のおひたし えごま風味

えごま油に豊富なオメガ3系のα-リノレン酸は、
体内で、記憶力を向上させるDHAや血液をサラサラにするEPAになることから大注目。
加熱はNGだから、おひたしのような常温の料理にかけましょう。
たくさん使わなくても、小さじ1杯で充分です。

>>>>><<<<<

材料（2人分）
- 小松菜 …… ½束
- 削り節 …… ふたつまみ
- しょうゆ …… 少々
- えごま油* …… 小さじ1

*同じ性質を持つアマニオイルや、ねぎやにらのような香りを持つカメリナオイル、風味のよいごま油もいいでしょう。

1. 小松菜をゆで、水にとって水けを絞り、3cm長さに切る。
2. 器に盛り、削り節をのせ、しょうゆとえごま油をかける。

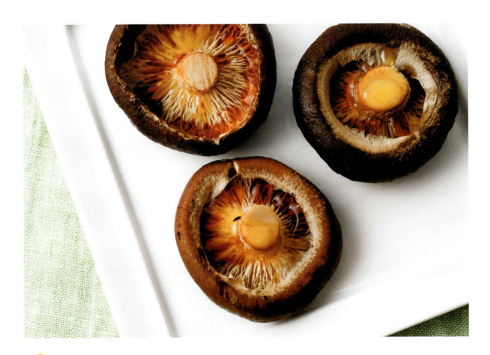

[使用オイル]
米ぬかオイル
カメリナオイル

焼くだけ

焼きしいたけ

笠を下にして、じっくりフライパンで焼いたしいたけ。
たっぷりとたまった水分に香りのいいオイルをかけると、食卓にいい香りが漂います。
しょうゆをちょっとたらして、そのままいただきます。

>>>>><<<<<

材料（2人分）

しいたけ ‥‥‥ 8個
米ぬかオイル ‥‥‥ 少々
カメリナオイル* ‥‥‥ 小さじ1
しょうゆ ‥‥‥ 小さじ½

*同じように、香りがよいごま油やアルガンオイルでもおいしいです。

1. しいたけの軸を切り落とす。
2. フライパンに米ぬかオイルを熱し、1の笠を下にして並べ、蓋をして弱〜中火でじっくりと5〜6分蒸し焼きにする。
3. 火が通ったら、ひだにたまった水分をこぼさないようにそのまま取り出して皿に盛り、カメリナオイルとしょうゆをかける。

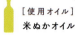

[使用オイル]
米ぬかオイル

熱々オイルをかけるだけ

ねぎじゃこ豆腐

しっかりと熱したオイルをたっぷりの薬味にジャッとかけるだけ。
とても簡単なのに、薬味とオイルの香りがふわっと立ちのぼって、
ただの冷や奴よりもぐんと贅沢な一品です。じゃこものせて、より健康的に。

>>>>>><<<<<<

材料（1～2人分）
豆腐 …… 1/2 丁
長ねぎ（みじん切り）…… 1/3 本分
ちりめんじゃこ …… 大さじ 3
米ぬかオイル …… 大さじ 1/2
しょうゆ …… 少々

1 豆腐はよく水きりし、器に盛る。
2 1に長ねぎとちりめんじゃこをのせる。
3 小鍋で米ぬかオイルを熱し、2の上にかける。しょうゆをたらす。

Ayaka's voice

米ぬかオイルに多く含まれるγ-オリザノール、豆腐に含まれる大豆イソフラボン、ともに更年期の症状を緩和してくれるので、50歳を超えた私と同じ年代のかたにぜひおすすめの料理。効能は違いますが、同じ加熱OKのオリーブオイルを使うと少しイタリアン風に。

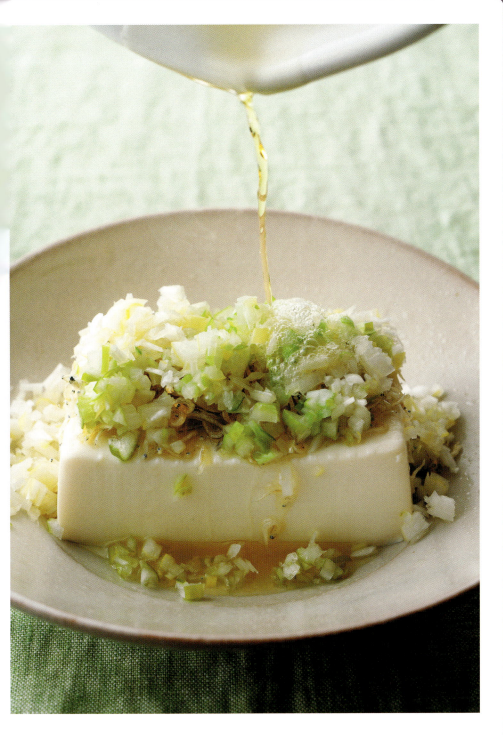

必ず生で使いたい
加熱NGのオイルで

オメガ3系の不飽和脂肪酸を含む油は、
更年期障害や認知症、動脈硬化などに効果があるとされています。
でも構造が不安定で、酸化しやすいため加熱はできません。
成分をいい状態でいただくには、そのまま使いましょう。

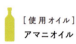
［使用オイル］
アマニオイル

健康納豆

魚を食べる機会の少なくなった現代。脳機能の向上や
アレルギー症状を抑える効果のあるオメガ3系の油が不足していると言われます。
体内では作れない必須脂肪酸だから、
毎朝の納豆に混ぜて、自然に補うといいですね。

＞＞＞＞＞＜＜＜＜＜

材料（1人分）

納豆 …… 1パック
しょうゆ …… 適量
青ねぎ（小口切り）…… 適量
アマニオイル* …… 小さじ1

＊同じオメガ3系のえごま油に
してもいいでしょう。

1　納豆を混ぜてしょうゆで味つけし、器に盛る。
2　青ねぎを散らし、アマニオイルをかける。混ぜていただく。

Ayaka's voice

オイルをちょっとプラスする食べ方は、納豆好きの主人のお気に入り。なかでも、くせが強めのアマニオイルを混ぜると味が濃厚になって、これだけで「卵を混ぜたみたい」と喜んでくれます。

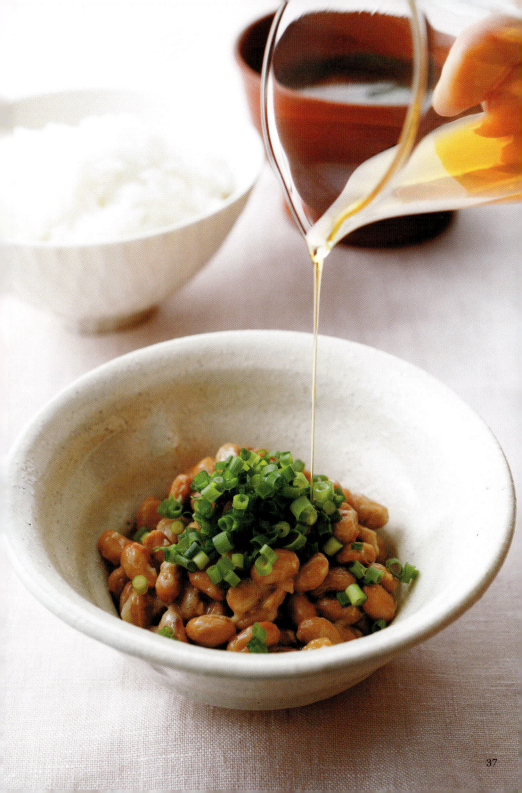

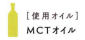

[使用オイル]
MCTオイル

さっぱりポテトサラダ

マヨネーズをたっぷりと使うポテトサラダは子どもも大好きですが、ちょっと罪悪感を感じることも。そこで、代わりに機能性の高いオイルを使ったらさっぱりとした味になりました。これなら、卵アレルギーのかたも食べられますよ。

>>>>><<<<<

材料（2～3人分）
- じゃがいも……2個
- 玉ねぎ……1/4個
- ハム……3枚
- にんじん……1/4本
- きゅうり……1/2本
- 塩……適量
- 酢……大さじ1
- MCTオイル*……大さじ1
- A｜塩……小さじ1/2
  ｜砂糖……小さじ1

* 同じ無味無臭の米ぬかオイルや、香りがほしければオリーブオイルもよく合います。

1. じゃがいもは皮つきのまま水から火にかけ、柔らかくゆでて取り出す。少し冷めたら皮をむく。熱いうちにボウルに入れて、マッシャーかフォークでつぶし、酢を混ぜ合わせてしっとりさせておく。
2. 玉ねぎは薄切りにして水にさらし、水けをきる。ハムは短冊切りに、にんじんはちょう切りにする。きゅうりは輪切りにして塩もみし、水けを絞る。
3. 1が冷めたらAを混ぜ合わせる。2の具材をすべて加え、MCTオイルを回しかけ（a）、全体を混ぜ合わせる（b）。

Ayaka's voice

MCT（中鎖脂肪酸）オイルは、体にたまらないからダイエット中のかたにぴったり。味にもっとコクがほしいときは、手作りのマヨネーズ（→p.46）を使ってもおいしいです。たっぷり作って、残ったぶんは翌朝トーストにはさんで食べるのもおすすめ。

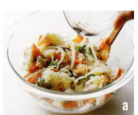
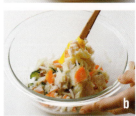

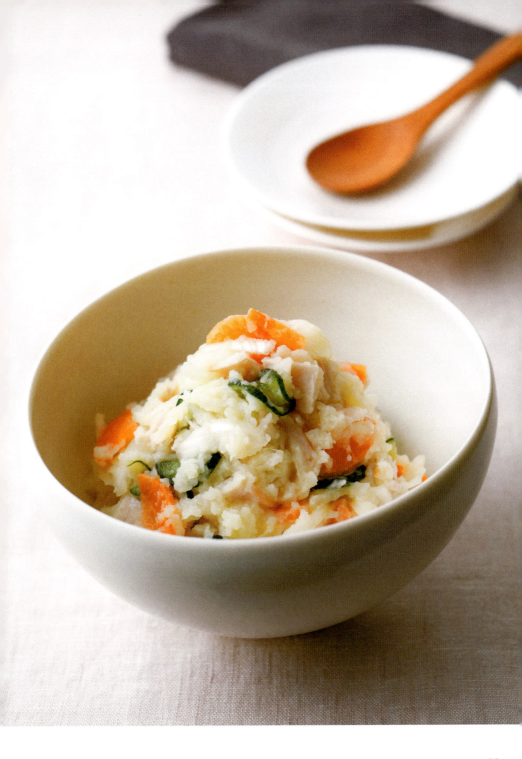

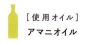

[使用オイル]
アマニオイル

〈ワインを楽しむカナッペ2種〉

ブルーチーズフルーツカナッペ
コンビーフカナッペ

赤ワインを飲むときに、体に気をつかったおつまみがあったら、と思って考えたものです。
ナッツは食感のよさに加え、良質な脂質を含むものが多いのでぜひ。
コンビーフは脂の少ないものを選んで、いいオイルをプラスしましょう。

>>>>><<<<<

ブルーチーズフルーツカナッペ

材料（6個分）
ブルーチーズ …… 50g
白桃(缶詰) …… 2切れ (¼個分)
ミックスナッツ …… 10〜15g
レーズン …… 10g
アマニオイル …… 小さじ1
クラッカー …… 6枚

1 ミックスナッツ、レーズンは包丁で刻む。
2 ブルーチーズをスプーンなどでつぶし、白桃もつぶしながら混ぜ、1とアマニオイルを加えてよく混ぜ合わせる。少しおくと味がなじみ、翌日はよりいっそうおいしくなる。
3 クラッカーに2をのせる。

コンビーフカナッペ

材料（6個分）
コンビーフ(缶詰) …… 40g
アマニオイル …… 小さじ1
ディルの葉 …… 1枝分
クラッカー …… 6枚

1 コンビーフをほぐし、アマニオイルを加えて混ぜ合わせる。ディルの葉を飾り用に少量取りおき、残りを細かく刻んでよく混ぜる。
2 クラッカーに1をのせ、ディルの葉を飾る。

Ayaka's voice

全体の色みを決めるフルーツは、ほかに洋梨や柿、缶詰の黄桃など、水分が多くて甘いものがおすすめ。

Ayaka's voice

おもてなしには、舟のような形の野菜、アンディーブの上にのせてもおしゃれです。

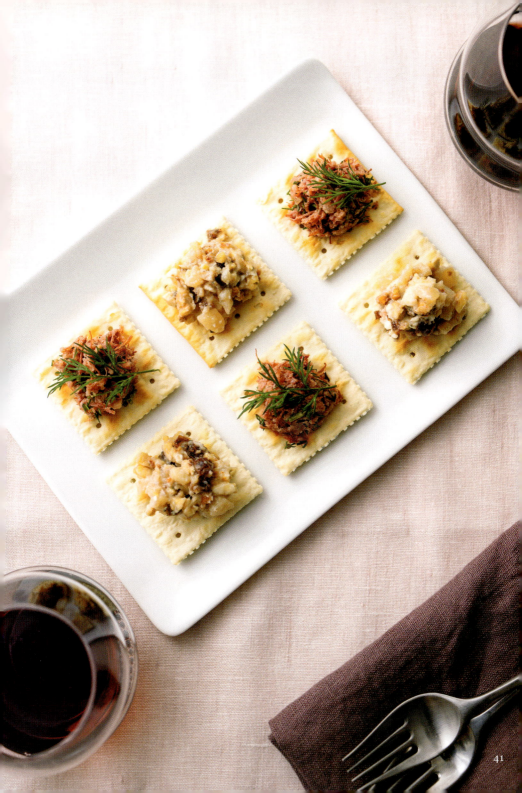

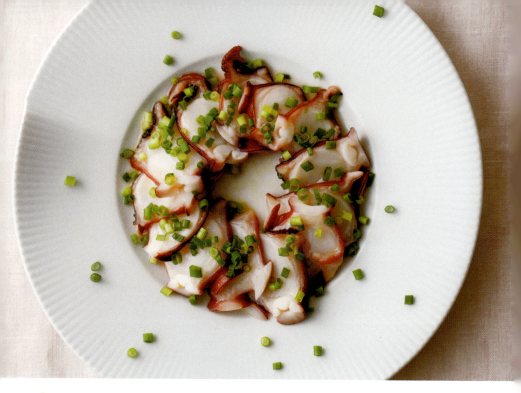

[使用オイル]
えごま油

たこのマリネ

簡単に作れて、白ワインに合う体にいい魚介のおつまみ。
えごま油のほんのり青っぽい香りは、たことも相性抜群!
おもてなしのひと皿にもどうぞ。

>>>>><<<<<

材料（2～3人分）
ゆでだこ …… 150～200g
えごま油* …… 大さじ1
A｜酢 …… 大さじ1
　｜塩 …… ふたつまみ
　｜こしょう …… 少々
青ねぎ（小口切り）…… 適量

＊ほかにごま油やカメリナオイルなど、
　香りの個性的なものでも。

1 ゆでだこは薄切りにする。
2 ビニール袋に1とえごま油、Aを入れて軽くもみ、味をなじませる。
3 皿に2のたこを並べ、青ねぎを散らす。

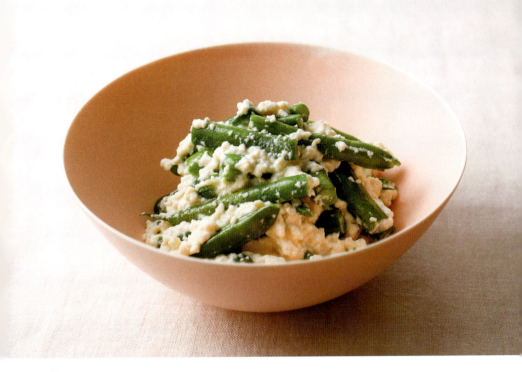

[使用オイル]
えごま油

いんげんの白和え

私と同じ年代の女性が特にとりたい
大豆イソフラボン豊富な豆腐を使って、サラダ風の白和えに。
お好みですりごまを混ぜるとコクが深くなりますが、
入れなくても充分においしく、さっぱりしているので、たくさんいただけます。

>>>>>><<<<<<

材料（2人分）
さやいんげん …… 10本
豆腐 …… 200g
えごま油 …… 小さじ1
A｜砂糖 …… 小さじ½
　｜しょうゆ …… 小さじ½
　｜塩 …… 小さじ⅓

1. 豆腐は600Wの電子レンジで2分加熱し、ペーパータオルに包んで、皿などをのせて重しをし、5分以上おいて水きりする。さやいんげんはゆで、3等分に切る。
2. 1の豆腐をボウルに入れ、えごま油、Aをすべて加えて混ぜ合わせる。1のさやいんげんを和える。

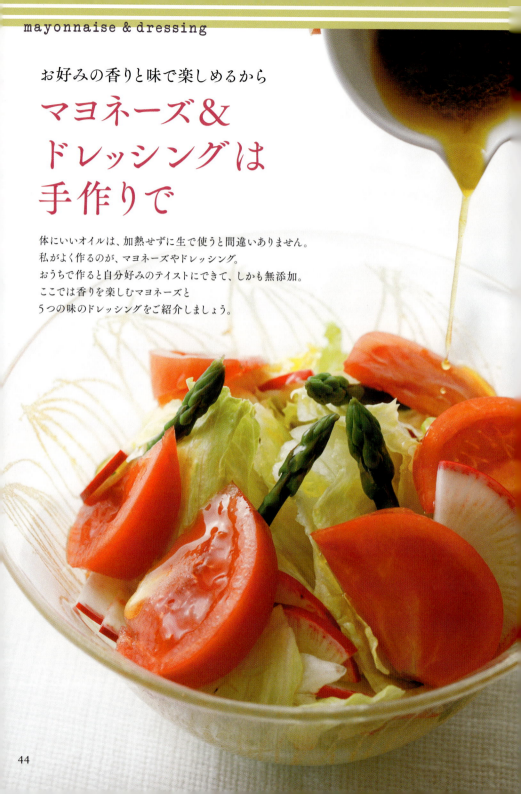

mayonnaise & dressing

お好みの香りと味で楽しめるから
マヨネーズ&ドレッシングは手作りで

体にいいオイルは、加熱せずに生で使うと間違いありません。
私がよく作るのが、マヨネーズやドレッシング。
おうちで作ると自分好みのテイストにできて、しかも無添加。
ここでは香りを楽しむマヨネーズと
5つの味のドレッシングをご紹介しましょう。

マヨネーズ＆ドレッシングに便利なオイル

オイルの風味や特徴がダイレクトに生きるマヨネーズやドレッシング。
シンプルに野菜にかけるだけでも、その魅力が楽しめます。
ここでは使い勝手のよいオイルをご紹介。お好みや気分などで使い分けてもいいですね。

▶風味は不要、機能性だけがほしいなら

米ぬかオイル
米ぬかからとれる無味無臭のオイル。便秘解消に効果的なオレイン酸、抗酸化力の高いトコトリエノール、自律神経を整えたり更年期の症状緩和につながるγ-オリザノールなどを含む。

MCTオイル
ココナッツオイルなどが由来の中鎖脂肪酸（Medium Chain Triglyceride）。体内でぶどう糖のようなはたらきをするケトン体を作り、脳に直接はたらきかける。体にたまらなのでダイエットにも。

▶オメガ3系をとりたいなら

アマニオイル
えごま油
カメリナオイル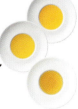
体内でEPAやDHAに変わるオメガ3系の脂肪酸、α-リノレン酸が豊富。脳機能を高めて認知症予防、血液をサラサラにして動脈硬化予防など、アンチエイジングにも効果的。カメリナオイルは、オメガ9系が主成分ながらオメガ3系も含み、100℃くらいまで加熱できる珍しいオイル。ねぎやにらのような香りを持ち、和風テイストにもよく合う。

▶イタリアンの香りにしたいなら

オリーブオイル
オリーブの果実をしぼっただけのオイル。主成分のオレイン酸が腸の動きをよくするため便秘解消に効果的。〝酸素の運び屋〟スクワレンを含むので活性酸素を除去し、体を若々しく保つ。

▶香ばしい香りがほしいなら

ごま油
ごまをしぼっただけの淡い風味の黄色のタイプと、焙煎してしぼった香ばしい香りの茶色の油があり、お好みや用途で使い分ける。オメガ6系のリノール酸とオメガ9系のオレイン酸が主成分。

アルガンオイル
モロッコに自生するアルガンツリーの種の仁をしぼったもの。ナッツ香が特徴。ビタミンE（トコフェロール）が多く、とくに多く含むγ-トコフェロールはむくみ改善に。便秘解消にも。

mayonnaise & dressing

香りマヨネーズ

手作りなら、使うオイルを変えるだけで違う風味が楽しめます。
オイルは1種類でもいいですし、風味の少ない米ぬかオイルやMCTオイル100〜120mlに、
香りのあるオイルを50〜60mlブレンドしても。

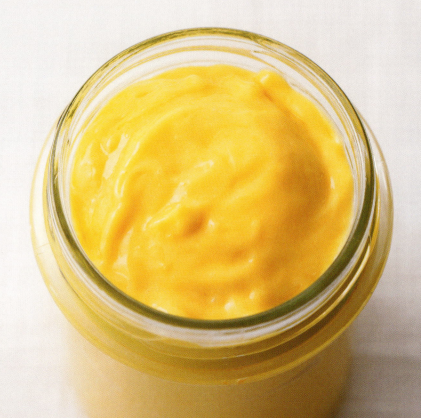

材料（作りやすい分量）
卵黄 …… 1個
酢 …… 大さじ1
塩 …… 小さじ½〜⅔
こしょう（お好みで）…… 少々
オイル …… 150〜180ml

1 ボウルに卵黄、酢、塩、お好みでこしょうを入れて混ぜる（泡立て器やスティックミキサー、ハンドミキサーなどを使う）。

2 乳化してもったりとしたらオイルを少量加え、しっかりと混ぜ込む。同様にして少しずつ混ぜ込み、⅓量ほど混ざったら多めにオイルを加え、混ぜる。これを繰り返し、全量を混ぜ込む。

使い方アドバイス

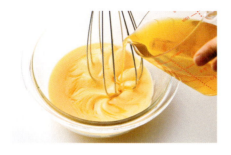

◆ どんなものにも合う万能マヨネーズを作るなら、米ぬかオイルやMCTオイルだけで作ります。和献立のときは、米ぬかオイルと青菜っぽい香りのするカメリナオイルをブレンド。まるで酢みそのようになります。これをお好み焼きに添えると、グンと上品な一品になりますよ。パスタに添えるサラダにはオリーブオイルをブレンド、ちょっと香ばしい香りがほしいときはアルガンオイルをブレンド、というふうに、オリジナルを楽しんでくださいね。

◆ アマニオイルとえごま油で作ったら、その日のうちに使いきりましょう。そのほかのオイルなら、冷蔵庫で3日ほど、香りも抜けずにいい状態でもちます。

こんな使い方もおすすめ

ほたるいかのカメリナマヨネーズ和え

菜の花のような、あと口が青く少し苦みのあるカメリナオイルで作ったマヨネーズは、まるで酢みそのよう！　しょうゆを少しプラスすると上品な和えごろものようになります。ここではほたるいかで酒肴に。

材料（2人分）
ほたるいか（ゆでてあるもの）
　……100g程度
カメリナマヨネーズ
　（米ぬかオイル100㎖、カメリナオイル50㎖で作ったもの）
　……適量

1. ほたるいかをカメリナマヨネーズ大さじ2でよく和える。
2. 器に盛り、お好みでカメリナマヨネーズをかける。

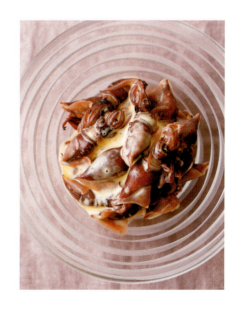

mayonnaise & dressing

便利な5つのドレッシング

洋風、イタリアン、和風、中華風。これらのテイストを覚えておけば、いろいろな料理に使えてとても重宝します。

洋風ドレッシング

葉野菜やきゅうり、ブロッコリーなど、どんな野菜とも合う基本の味なので、サラダによく使います。ケイパーの旨みと柚子こしょうの香りがアクセントになって、野菜がたっぷりいただけます。

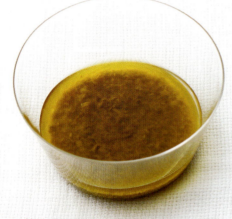

材料（作りやすい分量）

A ┃ 白ワインビネガー …… 小さじ½
　┃ ケイパー（みじん切り）…… 小さじ½
　┃ 柚子こしょう …… 小さじ½
オリーブオイル* …… 大さじ3

*オリーブオイル大さじ2に、風味の特徴の少ない米ぬかオイルやMCTオイル大さじ1をブレンドしても。

Aをよく混ぜ合わせてからオリーブオイルを加え、よく撹拌する。

バーニャカウダソース

アンチョビの旨みと生クリームのコクがついた、ちょっと濃度のあるイタリアンのソース。きゅうりやセロリ、パプリカなどを切っただけでも、このソースをかけると大好評！ おもてなしサラダにもどうぞ。

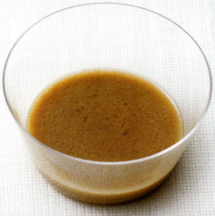

材料（作りやすい分量）

アンチョビのフィレ（きざむ）* …… 大さじ1
生クリーム …… 大さじ1
オリーブオイル …… 大さじ1

*アンチョビペースト大さじ1を使ってもいいでしょう。

小鍋にアンチョビ、生クリーム、オリーブオイルを入れて中火にかけ、とろみがついてくるまで煮つめる。そのまま冷ます。

和風ドレッシング

ほっと安心できる和風テイストには、なずなの香りのカメリナオイルがぴったり。発酵食品の塩麹で、奥深い塩味になります。甘みは砂糖よりもはちみつがおすすめ。

材料（作りやすい分量）

A｜しょうゆ …… 大さじ3
　｜酢 …… 大さじ1
　｜マスタード …… 小さじ½
　｜はちみつ …… 大さじ½
　｜塩麹 …… 大さじ½
カメリナオイル* …… 大さじ2

＊米ぬかオイルやMCTオイルとブレンドしたり、えごま油、アマニオイルで作ってもよく合います。

Aの材料をよく混ぜ合わせ、仕上げに<mark>カメリナオイル</mark>を混ぜる。

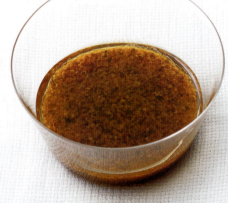

Arrange
中華風ドレッシング

和風ドレッシングと作り方は同じ！春雨サラダなら、ぜひこれを。

材料（作りやすい分量）

A｜しょうゆ・酢 …… 各大さじ2
　｜はちみつ・塩麹 …… 各大さじ1
ごま油 …… 大さじ1

中華風怪味ソース

たくさんの薬味や中華スパイスを使った、おいしいソースです。お肉にもよく合うので、ゆでた鶏のささみとせん切りのきゅうりにかけて、バンバンジー風にすることも。

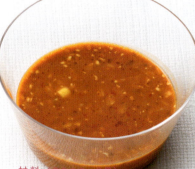

材料（作りやすい分量）

にんにく（みじん切り）…… 1かけ分
しょうが（みじん切り）…… 1かけ分
長ねぎ（みじん切り）…… 5cm
米ぬかオイル …… 小さじ1
A｜豆板醤 …… 小さじ2
　｜ラー油 …… 小さじ2
　｜粉山椒 …… 小さじ2
B｜しょうゆ …… 大さじ2
　｜酢 …… 大さじ2
　｜砂糖 …… 大さじ2
　｜白練りごま …… 大さじ2
ごま油* …… 大さじ1

＊えごま油、アマニオイルでもいいでしょう。

1 ボウルにBを混ぜ合わせる。
2 フライパンに<mark>米ぬかオイル</mark>を熱し、にんにく、しょうが、長ねぎを入れて炒め、香りが立ったらAを加えてさらに炒め、1に混ぜる。<mark>ごま油</mark>を混ぜる。

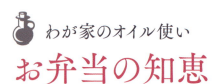

わが家のオイル使い
お弁当の知恵

毎朝、子どものお弁当を作っていると、
「どうすればたくさん食べてくれるかな？」
「冷めてもおいしいかな？」と考えます。
そしてお弁当だからこその、
オイル使いのコツがあることに気づきました。
応用もききますので、ぜひ試してみてください。

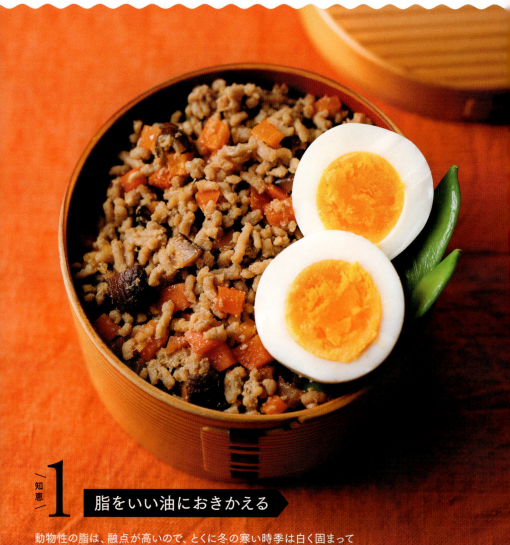

知恵 1 脂をいい油におきかえる

動物性の脂は、融点が高いので、とくに冬の寒い時季は白く固まって
見た目で食欲がわかないことがあります。そこで脂を取り除き、
そのぶん体にいいオイルをプラス。素材の旨みはそのままに、軽やかな食べ口になります。

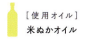
[使用オイル]
米ぬかオイル

豚そぼろ弁当

豚肉と野菜、きのこたっぷりの〝和風ミートソース〟。
このそぼろをご飯にのせるだけで、栄養満点です。肉の脂を取って体にいい油をプラス、
つまり脂を油でおきかえることで、喜んで食べてくれます。

>>>>><<<<<

材料（1人分）

▶ 豚そぼろ（作りやすい分量。適量を使う）

| 豚ひき肉 …… 300g
| にんじん …… 1本
| 干ししいたけ …… 6〜8個
| しょうが（すりおろし）…… 1かけ分
| A | 酒 …… 大さじ1
| | しょうゆ …… 大さじ2
| | みりん …… 大さじ1
| | 砂糖 …… 大さじ1
| 米ぬかオイル …… 小さじ½

ご飯 …… 適量
ゆで玉子 …… 1個
きぬさや（筋を取ってゆでたもの）…… 2枚

1 にんじんは1cm角に切る。干ししいたけは水200mlで戻し、水けを絞って1cm角に刻む。戻し汁はとっておく。
2 フライパンに豚ひき肉とかぶるくらいの水を入れ、中〜強火にかける。沸いてからしばらくおき、中央に寄って固まったアクと脂をすくってしっかり取り除く（a）。
3 しょうがを混ぜ、しっかり香りをまとわせたらにんじん、干ししいたけを加え、干ししいたけの戻し汁、Aを加え、煮つめる。
4 ほぼ煮汁がなくなったら米ぬかオイルをからませる（b）。
5 弁当箱にご飯を詰め、4をたっぷりのせる。半分に切ったゆで玉子ときぬさやを添える。

Ayaka's voice

豚肉は、鶏肉よりもアクや脂が多いので、躊躇せず思い切って取り除きます。子どもたちはスポーツをしているので、より体を大きく強くするために、動物性たんぱく質を多くとってもらいたいのですが、余分な脂はつけたくない。そこで考えたレシピです。

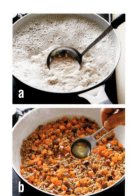

〖知恵 1〗 脂をいい油におきかえる

お弁当に便利な作りおき

牛ごぼう

鶏そぼろ

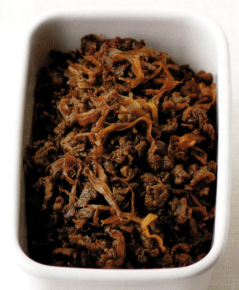
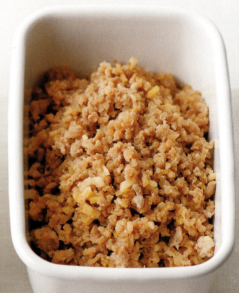

「おにぎりの具は牛ごぼうがいい！」と子どもからリクエストの多い、このしぐれ煮風。ごぼうは細切りにして主役の牛肉の邪魔をしないようにします。香りがよくて食物繊維も多く、かさ増しにもなって重宝します。

ご飯がすすむ鶏そぼろは、お弁当の定番。フライパン1つで作れるよう、水からゆでてアクと脂を取り除き、味つけをして、仕上げにいい油をからませます。冷めても脂が白く固まらず、そぼろもポロポロのまま。喜んで食べてくれます。

[使用オイル]
米ぬかオイル

牛ごぼう

材料（作りやすい分量）
牛薄切り肉 …… 300g
ごぼう …… ½本
しょうが …… 1かけ
A｜砂糖 …… 大さじ3
　｜しょうゆ …… 大さじ3
　｜酒 …… 大さじ1
　｜みりん …… 大さじ1
米ぬかオイル …… 小さじ1½

1 ごぼうはピーラーで細切りにする。しょうがはせん切りにする。
2 フライパンに米ぬかオイル小さじ½を熱し、牛肉を入れて炒め、出てきた脂をペーパータオルでふき取る。
3 1とAを加え、煮汁がなくなるまでしっかり炒め合わせる。仕上げに米ぬかオイル小さじ1をからませる。

鶏そぼろ

材料（作りやすい分量）
鶏ひき肉 …… 300g
にんにく …… 1かけ
しょうが …… 1かけ
A｜しょうゆ …… 大さじ1½
　｜酒 …… 大さじ1
　｜みりん …… 大さじ1
米ぬかオイル …… 大さじ½

1 にんにくとしょうがはみじん切りにする。
2 フライパンに鶏ひき肉とかぶるくらいの水を入れて中〜強火にかけ、沸いてからしばらくおき、中央に寄って固まったアクと脂をすくい、取り除く。
3 1を加え、混ぜながら少し水分が残るぐらいになったらAを加えて味つけし、ほとんど水分がなくなったら米ぬかオイルをからませる。

Ayaka's voice

味のそれほど濃くない佃煮のようなものなので、ちょっとの量でご飯がたくさん食べられます。うちでは、たくさん作って食品用保存袋に入れて冷凍したり、離れて暮らす息子に送ることもあります。

Ayaka's voice

にんにく、しょうがはしっかりきかせたほうがおいしいです。五目混ぜご飯（→p.72）にも使うので、ナムルの塩分を考えて豚そぼろ（→p.51）ほど味を濃くしません。

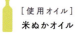
[使用オイル]
米ぬかオイル

知恵 1 脂をいい油におきかえる

肉じゃが

和の定番おかずを作るときも、お肉だけ別に炒めて、
脂を取り除いてから野菜と煮て、仕上げにいい油を混ぜてコクをプラス。
こうするとさっぱりしながらも素材の味が引き立つので、ご飯が驚くほどすすみます。

>>>>><<<<<

材料（作りやすい分量）
牛薄切り肉 …… 200g
じゃがいも …… 3個
にんじん …… 小1本
玉ねぎ …… ½個
きぬさや …… 5〜6枚
A ┃ しょうゆ …… 大さじ2
　┃ みりん …… 大さじ2
　┃ 砂糖 …… 大さじ½
米ぬかオイル …… 小さじ1

1 じゃがいもはひと口大に切り、にんじんは乱切りにする。玉ねぎはくし形に切り、きぬさやは筋を取ってさっとゆでる。
2 鍋にじゃがいも、にんじん、玉ねぎを入れてかぶるくらいの水を加え、じゃがいもが柔らかくなるまで煮る。
3 フライパンを熱し、牛肉を炒めて、出てきた脂をペーパータオルで適度にふき取る（a）。
4 3の牛肉を2に加え（b）、Aを加えて全体を混ぜ、煮汁がほとんどなくなるまで煮る。1のきぬさやを加え、火を止める。仕上げに米ぬかオイルを回しかけ、全体にからませる。

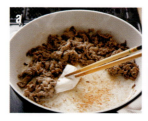
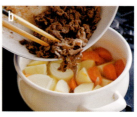

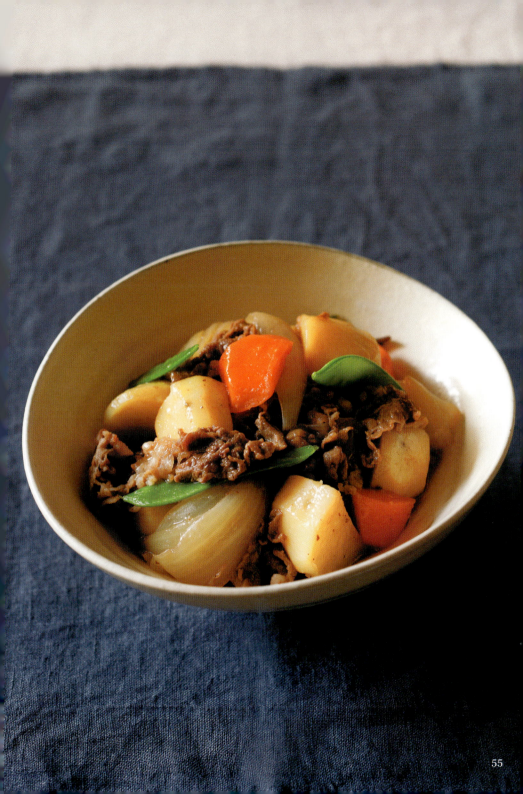

オイルをからめて冷めてもおいしい

多くの植物オイルは、融点が低いので冷めても固まりません。
それを利用して、ご飯や麺など、冷めるとくっつきやすい料理の仕上げに
オイルを少量まとわせると、お弁当が食べやすくなります。

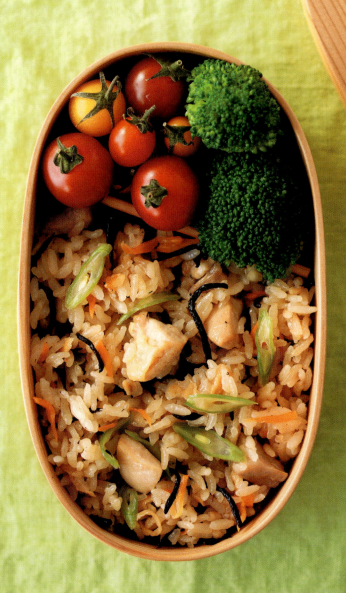

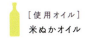
[使用オイル]
米ぬかオイル

栄養たっぷり 炊き込みご飯

忙しい朝、簡単に栄養バランスのいいお弁当を作れたら、と考えたのがこの炊き込みご飯。
野菜や海藻、豆製品が自然にとれて、かさ増しにもなります。
仕上げにビタミンE豊富なオイルをからませるひと手間を忘れずに。

>>>>>><<<<<<

材料（3～4人分）
米 …… 2合
鶏もも肉 …… 1枚
にんじん …… 1/3本
油揚げ …… 1枚
さやいんげん …… 3本
乾燥ひじき …… 5g
A ┃ しょうゆ …… 大さじ1
　 ┃ 酒 …… 大さじ1
　 ┃ みりん …… 大さじ1
　 ┃ 砂糖 …… 大さじ1/2
　 ┃ 塩 …… 小さじ1/3
米ぬかオイル …… 小さじ1
ミニトマト・ブロッコリー（ゆでたもの）
　…… 各適量

1 米は洗い、30分浸水させる。鶏もも肉は余分な脂を取り除き、小さめのひと口大に切り、にんじんと油揚げはせん切りにする。さやいんげんは斜め薄切りにする。乾燥ひじきは水で戻す。

2 1の米の水をきって土鍋（または炊飯器の内釜）に入れ、2合弱の水を張り、Aを加えて混ぜ合わせる。鶏肉、にんじん、油揚げ、ひじきを加えて炊く。

3 炊き上がりにさやいんげんを入れて再び蓋をし、10分蒸らしてから全体をさっくり混ぜ、米ぬかオイルを回しかけて全体を混ぜる（**a・b**）。

4 弁当箱に3を詰め、ミニトマトとブロッコリーを添える。

Ayaka's voice

とくに冬はご飯が冷えるので、オイルが効果的。ほかに焼きうどんや焼きそば（→ p.19）などもオイルをからませてからお弁当箱に詰めると、麺がくっつかずに食べやすいと、子どもたちに好評です。

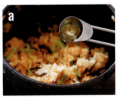
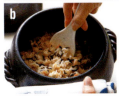

知恵 3

"ちょっとプラス"で自然にオイルをとる

体にいいオイルとはいえ、あからさまに"油をかけてる"とわかると、
家族から敬遠されることもあります。
だからちょっとだけ足して、気づかれないように、
自然にオイルをとる工夫をしています。

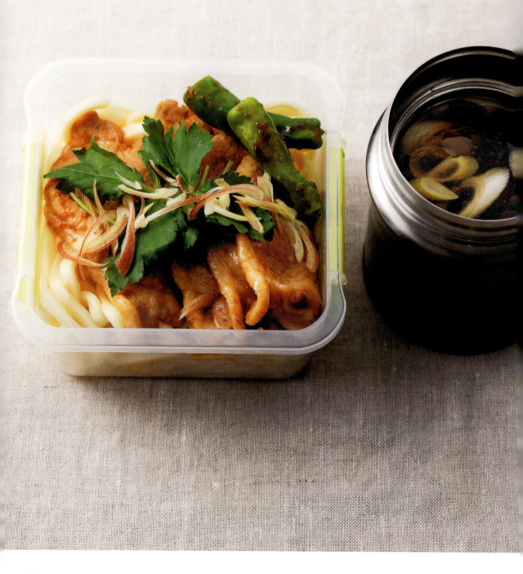

[使用オイル]
米ぬかオイル
カメリナオイル

豚しょうが焼き のっけうどん

冬によく作るのが、温かいだしをかけて食べるうどんのお弁当。
うどんに米ぬかオイルで炒めたお肉と野菜を添えて、
保温びんに入れた温かいだしと一緒に持たせます。このだしに
香りのいいオイルをたらすと、食べるときに香りがふわっと立っておいしいんです。

>>>>><<<<<

材料（1～2人分）
うどん …… 1玉
豚ロース薄切り肉 …… 200g
A｜しょうが（すりおろし）…… 1かけ分
　｜しょうゆ …… 大さじ1
ししとう …… 2～4個
三つ葉 …… 適量
みょうが（細切り）…… 1個分
長ねぎ …… 3cm
だし汁 …… 250mℓ
しょうゆ …… 大さじ1
米ぬかオイル …… 小さじ1
カメリナオイル …… 小さじ¼

1 うどんはゆで、深めの容器に入れる。
2 フライパンに米ぬかオイルを熱し、豚肉を焼く。Aを加え、肉にからめる。ししとうも加えて焼く。
3 1のうどんの上に2をのせ、三つ葉とみょうがをのせる。
4 長ねぎを斜め薄切りにし、だし汁としょうゆでさっと煮る。熱々をスープ用保温びんに入れ、カメリナオイルをたらし（a）、蓋をする。
5 3に4をかけていただく（b）。

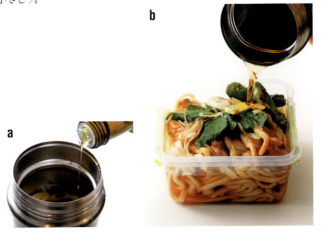

[使用オイル] カメリナオイル

知恵3 "ちょっとプラス"で自然にオイルをとる

作りおきできるみそ玉

昔ながらのみそ玉は忙しい人にぴったり。
みそと煮干しなどのだし素材を混ぜるとき、香りのいいオイルを加えると、
あまり意識しなくても体にいいオイルがとれて、
お湯を注いだときにいい香りもふわっと立ちます。

>>>>><<<<<

材料(8個分)
みそ……大さじ4強
煮干し粉……小さじ2
カメリナオイル……小さじ1
青ねぎ(小口切り)……4本分
乾燥わかめ……大さじ2

1 みそ、煮干し粉、カメリナオイルを混ぜ合わせる。
2 ラップを広げ、1、青ねぎ、乾燥わかめを8等分にしてのせる(**a**)。包んで口をねじってとめる(**b**)。冷蔵庫で保存する(日もちは3日間)。
3 食べるときにラップをはずしてカップに1個入れ、湯を適量注ぐ(**c**)。

Ayaka's voice

私は煮干し1袋分をまとめてミルで粉末にして、保存容器に入れて冷蔵庫にストックしています。これがあると、みそ玉がすぐに作れますし、普通のおみそ汁も簡単に作れてとても便利ですよ。

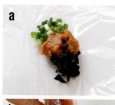
a

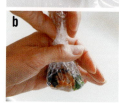
b

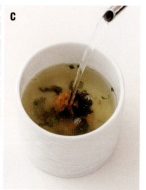
c

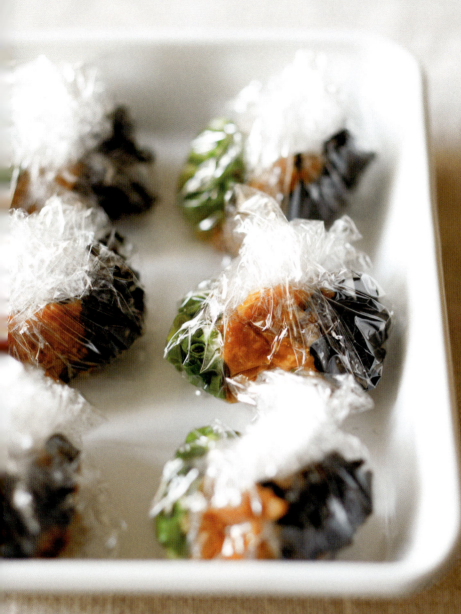

オイルの香りがエッセンスに
おやつも手作りで安心！

いまは手軽においしいおやつが手に入りますね。
でも、ものによっては「どんな油を使っているのかな？」と心配に思うこともあって、
できるだけ手作りしています。どれも簡単なものばかり。
ナチュラルな香りや味は、おやつをおいしくしてくれます。

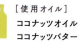

［使用オイル］
ココナッツオイル
ココナッツバター

パンケーキ

ココナッツの白い胚乳から作るオイルやバターは、何といっても甘い香りが持ち味。
加熱しても酸化しづらい性質を持っているので、おやつ作りにぴったりです。
キッチンじゅうに甘い香りが漂って、子どもにも大人気です。

>>>>>><<<<<<

材料（2人分）

▶ 生地
　粉類
　　小麦粉 …… 120g
　　米粉 …… 30g
　　ベーキングパウダー
　　　（アルミフリーのもの）…… 小さじ2
　A｜卵 …… 1個
　　｜砂糖 …… 50g
　B｜牛乳 …… 50mℓ
　　｜プレーンヨーグルト（無糖）
　　　　…… 50g
ココナッツオイル …… 小さじ4
ココナッツバター* …… 小さじ2
メイプルシロップ …… 適量

*ココナッツオイルでも。

1　生地を作る。粉類をまとめてふるう。ボウルにAを入れてよくよく混ぜ、Bを加えて混ぜ合わせる。粉類を加えたら、さっくり混ぜる。混ぜすぎるとふくらまないので注意。

2　フライパンに<mark>ココナッツオイル</mark>小さじ1を熱し（a）、1の¼量を入れる（b）。蓋をして、焼き色がついたら裏返し、もう片面も焼く。同様にして、計4枚焼く。

3　皿に2を2枚重ねて盛り、<mark>ココナッツバター</mark>を小さじ1ずつのせ、メイプルシロップをかける。

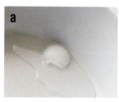
a

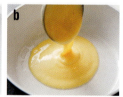
b

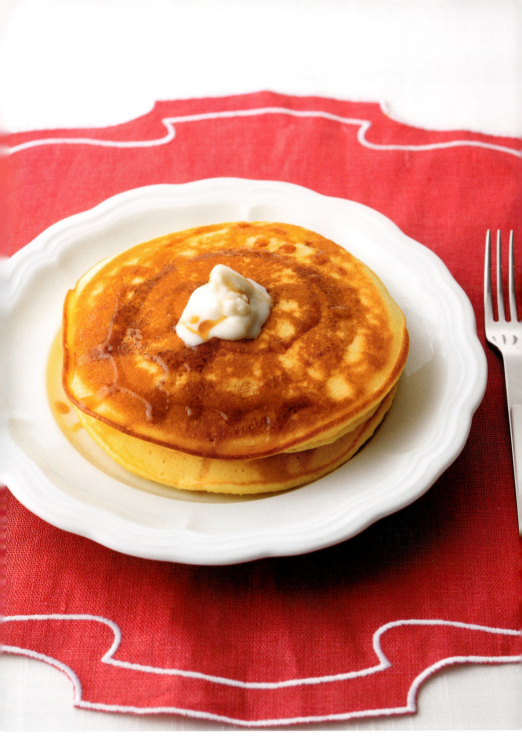

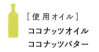

[使用オイル]
ココナッツオイル
ココナッツバター

りんごとバナナのパウンドケーキ

ココナッツバターを使った生地に、
ココナッツオイルでソテーして甘みが増したフルーツを混ぜて焼くだけ。
その甘い香りで、砂糖を控えめにしても充分においしくいただけます。

>>>>><<<<<

材料（4枚分）

- ▶ 生地
  - 粉類
    - 小麦粉 …… 150g
    - 砂糖 …… 50g
    - ベーキングパウダー
      （アルミフリーのもの）…… 小さじ2
  - ココナッツバター* …… 50g
  - 牛乳 …… 30㎖
  - 卵 …… 1個
- りんご …… 1個
- バナナ …… 1本
- ココナッツオイル …… 小さじ1
- 砂糖 …… 小さじ3
- レモン汁 …… 小さじ1

＊ココナッツオイルでも。

1. りんごは皮つきのままいちょう切りに、バナナは斜め薄切りにする。
2. フライパンにココナッツオイルを熱し、1を入れ、砂糖とレモン汁をふってソテーする（**a**）。
3. 生地を作る。粉類をまとめてふるう。ボウルにココナッツバターを入れて泡立て器でなめらかに混ぜ（**b**）、牛乳、卵も混ぜ合わせる。粉類を加えたらさっくり混ぜ、2を加えて混ぜる。混ぜすぎるとふくらまないので注意。パウンド型に入れる。
4. 170℃に予熱したオーブンで、約30分焼く。

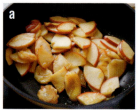

a

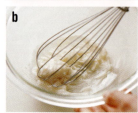

b

Ayaka's voice

ココナッツの香りが立ちのぼる温かいうちが抜群においしいですが、冷めても電子レンジで温め直すと香りがよみがえります。紙のカップケーキ型なら10個作れます。焼き時間は、約20分でOKですよ。わが家の子どもたちは、生クリームやチョコレートなどコッテリした味があまり好きではありませんが、これは好評でよく作るんです。

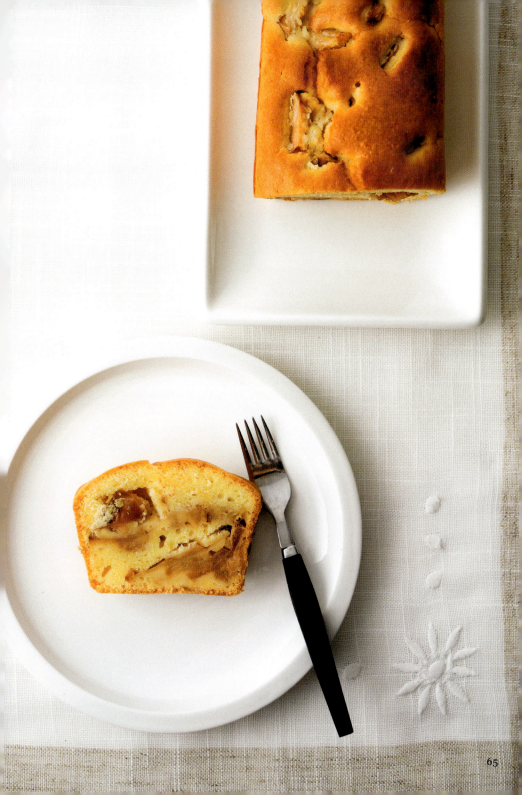

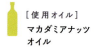

[使用オイル]
マカダミアナッツ
オイル

フルーツヨーグルト マカダミアナッツ風味

ヘルシーなおやつが食べたいときは、これがおすすめ。
フルーツたっぷりのヨーグルトに、おいしくて香りのいいオイルをかけるだけですが、
子どもが〝すごいデザート〟と思ってくれるんです。

>>>>>><<<<<<

材料（2人分）

キウイフルーツ …… 1個
パイナップル …… 60g
プレーンヨーグルト（無糖）…… 120g
はちみつ …… 大さじ2
マカダミアナッツオイル＊
　　…… 小さじ1

＊これだけで食べても頬がゆるむほどおいしい
　マカダミアナッツオイル。
　ほかにいい焙煎香をもつアルガンオイルや、
　甘い香りのアプリコットオイルなどでもおいしい。

1　キウイフルーツとパイナップルは、果肉を2cm角程度に切り、器に入れる。
2　ヨーグルトをのせ、はちみつをかけ、仕上げにマカダミアナッツオイルをかける。

Ayaka's voice

マカダミアナッツオイルに含まれるパルミトレイン酸は、血管壁を柔軟にして強くするので、日本人の死亡原因の上位にある、脳卒中、心筋梗塞などの予防になります。また、インスリンの分泌を促進するので、糖尿病予防にも。キウイはビタミンCが豊富なうえ、種にオメガ3系の脂肪酸が含まれているので、ぜひ使ってほしいフルーツです。手に入れば、同じように種を食べるドラゴンフルーツもおすすめです。

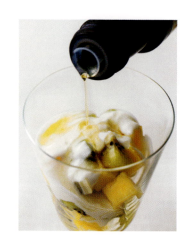

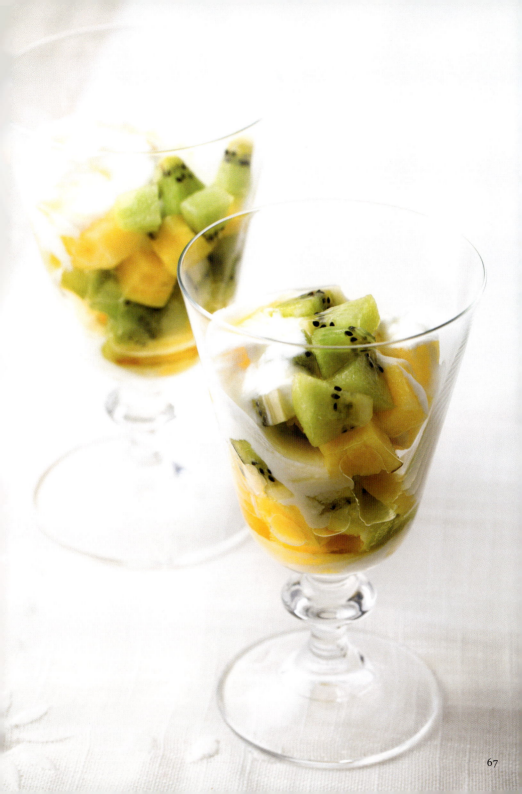

Party recipes

家族や友人と集うときの
おもてなしレシピ

休日に家族みんなで食卓を囲んだり、子どもの友達が遊びにきたときなど、テーブルの上に大皿料理やたくさんの小皿を並べて、楽しみながら食べることがよくあります。そんなときのわが家の定番をご紹介しましょう。

パスタランチ

イタリアンの気分のときは、オリーブオイルをドレッシングに、パスタソースに、熱々にして野菜に。大活躍です!

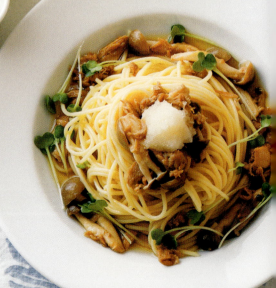

アンチョビキャベツ

和風パスタ

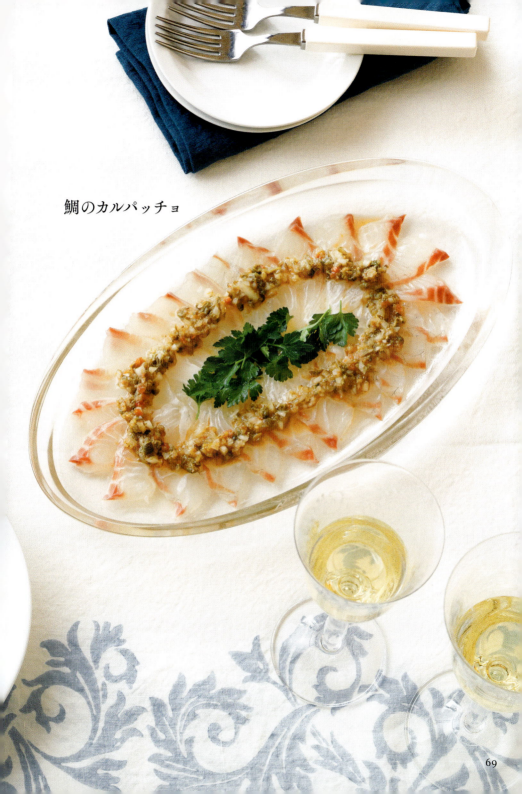

鯛のカルパッチョ

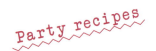

和風パスタ

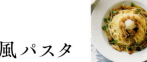

しょうゆで味つけした具だくさんのパスタは、仕上げに和風テイストと相性ばつぐんのカメリナオイルをかけて香りを漂わせると、ごちそう感がアップします。

材料(4人分)
しめじ …… 2パック
かいわれ大根 …… 1パック
ツナ油漬け(缶詰) …… 2缶
オリーブオイル …… 大さじ1
しょうゆ …… 20mℓ
大根おろし …… ½カップ
カメリナオイル …… 適量
めんつゆ(ストレートタイプ) …… 2カップ
スパゲッティ(乾麺) …… 400g

1 しめじは石づきを切り落としてひと口大に分け、かいわれ大根は半分に切る。ツナは軽く油をきる。
2 フライパンにオリーブオイルを熱し、しめじ、ツナを入れて炒め、しょうゆで味つけする。
3 スパゲッティをゆで、湯をよくきって2のフライパンに入れ、混ぜ合わせる。
4 3を器にそれぞれ盛り、大根おろしをのせ、かいわれ大根を散らす。カメリナオイルを回しかけ、めんつゆをかける。

アンチョビキャベツ

アンチョビオイルをしっかり熱して、キャベツにかけるだけ。加熱できるオイルの力を借りて、たっぷりの野菜を食べましょう。アンチョビの塩分で味が決まるから、ほかの調味料も必要ありません。

材料(4人分)
キャベツ …… ½個
オリーブオイル …… 大さじ5
アンチョビのフィレ …… 6枚
にんにく …… 2かけ

1 アンチョビは刻み、にんにくはつぶす。
2 キャベツは縦に4等分に切り、ラップに包み、600Wの電子レンジで2分〜2分30秒、表面がしんなりするまで加熱して器に盛る。
3 小さめのフライパンにオリーブオイル、1のアンチョビ、にんにくを入れて熱し、熱々の状態で2のキャベツにかける。すぐに和えていただく。

Ayaka's voice

キャベツをひと口大に切ったり、少量なら、生のままでも大丈夫。熱々オイルをかけて、すばやく混ぜると、ちょうどよくしんなりします。

鯛の
カルパッチョ

子どもたちが大好きな魚のカルパッチョ。洋風ドレッシングに野菜を混ぜたソースがお気に入りです。鯛のほかに、同じ白身魚のひらめで作っても喜ばれます。

材料（4人分）
鯛（刺身用）……2さく
カルパッチョソース（右記）……全量
イタリアンパセリ……適量

1. 鯛は薄切りにして皿に並べる。
2. カルパッチョソースをかけ、イタリアンパセリをのせる。

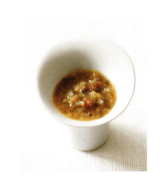

カルパッチョソースの作り方

主役の魚を生かすよう、玉ねぎは細かく刻み、ミニトマトは皮が口に残らないように湯むきして、主張しないひと工夫を。

材料（作りやすい分量）
洋風ドレッシング（→p.48）
　　……全量
ミニトマト……1個
玉ねぎ（細かいみじん切り）
　　……大さじ1～2

玉ねぎは水にさらす。ミニトマトは皮を湯むきしてみじん切りにし、汁ごと小さいボウルに入れる。水をきった玉ねぎと洋風ドレッシングを混ぜ合わせる。

Party recipes

五目混ぜご飯

韓国のビビンバのような、わが家の人気料理。
いろいろな野菜のナムルなどを並べて、
それぞれがご飯に好きなようにのせて、混ぜていただきます。
みんなが自分好みの味を
見つけていけるのも楽しみな料理です。

もやしのナムル

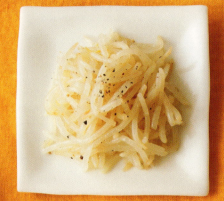

水キムチ

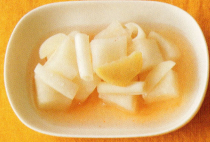

鶏そぼろ

きゅうりの塩もみ

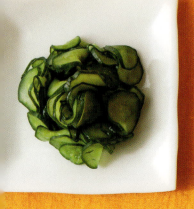

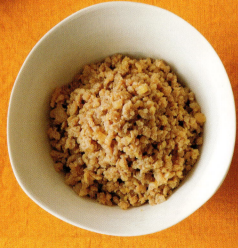

ほうれん草のナムル

甜麺醤

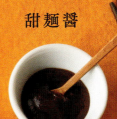

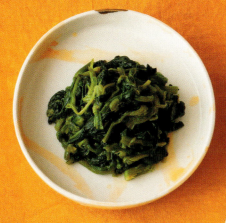

キムチ

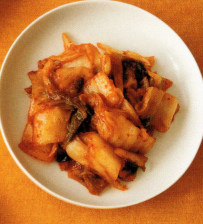

なすのナムル

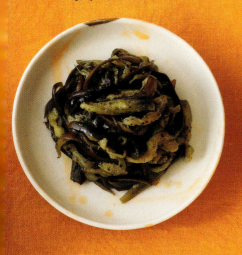

ご飯

Party recipes

もやしのナムル

美しく白いもやしの色を生かすため、味つけは塩で。黒こしょうとすりごまで淡いもやしにコクをプラスします。

材料（作りやすい分量）
もやし……1袋
塩……小さじ1弱
黒こしょう……少々
白すりごま……小さじ1
ごま油……小さじ1

1 もやしはさっとゆで、ざるに上げて水けをきる。
2 ペーパータオルで水けを取り、ボウルに入れて塩でよく和え、しばらくおく。
3 水けを絞り、ごま油と黒こしょうでよく和え、白すりごまを混ぜる。

なすのナムル

なすは水分が多いので、ナムルにするとかさが減ってたっぷりいただけます。黒すりごまでコクをつけましょう。

材料（作りやすい分量）
なす……3本
塩……小さじ1/3
しょうゆ……小さじ1
黒すりごま……小さじ1
ごま油……小さじ1

1 なすはさっとゆで、取り出して冷ます。
2 手で細く裂き、水けを絞る（a）。
3 塩としょうゆでよく和えて味をつけ、ごま油もよく和える。黒すりごまを混ぜる。

水キムチ

にんにくやねぎの香りがきいた大根のキムチは、お漬けものとしていただきます。

材料（作りやすい分量）
大根……1/3本
しょうが……1かけ
にんにく……1かけ
長ねぎ……4cm
塩・砂糖……各小さじ1
粉唐辛子……小さじ1/2

1 大根は2cm角に切り、塩（分量外）をまぶし、1時間以上おく。しょうが、にんにくは薄切りに、長ねぎは3cm長さに切ってから、縦に太めのせん切りにする。
2 1の大根をしぼり、大根としぼり汁に分ける。清潔な保存びんに大根、しょうが、にんにく、長ねぎを入れる。
3 2のしぼり汁に水を加えて400mlにし、塩、砂糖、粉唐辛子を混ぜて2の保存びんに入れ、冷蔵庫で半日以上おく。翌日のほうが味がしみておいしい。1週間はおいしくいただける。塩味が薄ければ、プラスしてもよい。

きゅうりの塩もみ

爽やかな香りとシャキッとした歯触りが、混ぜご飯の箸休め的な存在に。

材料（作りやすい分量）
きゅうり……1本
塩……小さじ1/2

きゅうりを薄い小口切りにし、塩もみし、しんなりとしたら水で洗い、よく水けを絞る。

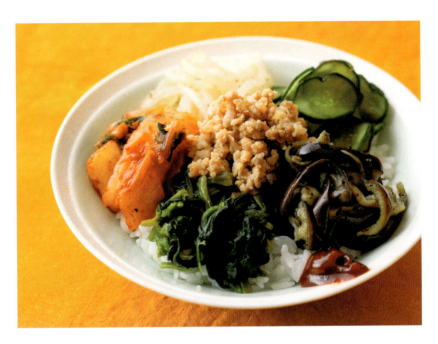

混ぜご飯は、こんなふうに食べるとおいしい！

わが家は、主人と育ち盛りの子ども4人（しかもみんな男の子！）ですから、食べる量が半端じゃありません。いまは長男が大学の寮に入っているので離れて暮らしていますが、それでもお米は1日に8合炊いています。

ご飯がすすむこの料理も、みんな大好き。それぞれがご飯に好きな具を好きなだけのせて、キムチや甜麺醤などで辛さと甘さを調節しながら、自分好みで食べていきます。薬味の香りが鮮やかな水キムチをお漬けものにして、たっぷりの野菜と旨みづけのお肉、そしてご飯が食べられるので、栄養の面でもバランスがいいですね。

私の食べ方は、ご飯は少しだけにしてお野菜は多めに。いろいろな年代のかたが集まるときも、そんなふうに調節できるので重宝します。食べるときは、よくよく混ぜてください。それが仕上げの〝調味料〟になっておいしくなりますよ。

ほうれん草のナムル（→p.26）
鶏そぼろ（→p.52）
キムチ（市販）

Part1「食べるオイル編」のおさらい

料理にオイルを使うときの2大ルール

1 「加熱OK」「加熱NG」を守って調理して

オイルは、「高温で加熱しても酸化しづらいもの（加熱OK）」、「ちょっとの加熱なら酸化しないもの（100℃以下で使うと安心）」、「加熱で酸化するもの（加熱NG）」の3つに分けられます。これはオイルに含まれる成分（栄養や脂肪酸など）の違いによるもので、効果を期待するなら、正しく調理をすることが第一！

2 脂を油でおきかえる工夫を

動物性の脂は旨みを持ち、エネルギー源にもなる大切なものですが、体にたまりやすいのでちょっとだけにしたいですね。そこで、調理中に適度に取り除き、そのぶん体にいいオイルをプラスするといいでしょう。植物性の油でも、外食や市販の食品、お菓子などに含まれるトランス脂肪酸などの〝とりたくない油〟はできるだけ控えて、いい油を積極的にとるようにしたいものです。

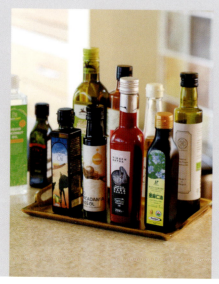

白城さんのご自宅のキッチンには、さまざまな健康オイルがそろう。「家族が健康でいてくれることがうれしいから、一日中お料理していても楽しいんです」。

Part 2

美容＆アロマオイル編

>>>>><<<<<

しっとり美肌と暮らしのなかの楽しみ方

オイルはお肌を作る大切な成分。足りないとお肌トラブルにつながります。
いいオイルをしっかりなじませて、しっとり肌を作りましょう。
体調を整えるアロマオイルの使い方もご紹介します。

私の美容オイルは
この2つ

>>>>><<<<<

　オイルは、私の生活に欠かせません。食事で体の内側からとるだけではなくて、お肌にぬって外側からもその効果を実感しています。
　美容オイルとしてとくに私が愛用しているのが、毎日のお肌のお手入れに欠かせない「ホホバオイル」と、料理などでできる切り傷ややけどが驚くほど早く、きれいになおる「タマヌオイル」。この2つがあれば安心です。
　どちらも植物の種子をしぼっただけ。化学的な処理をしていない、とてもナチュラルなオイルです。大地や植物の生命力をいただきながら、健康が保たれていることを実感しています。
　ホホバオイルの主成分「ワックスエステル」は、人間の体が持ち合わせているから、肌が抵抗なく受け入れてくれます。ですから肌の弱いかた、冬場にとても乾燥するかたに、とくにおすすめです。また、アトピーなどのアレルギー症状のあるかたは、炎症を起こしやすいオメガ6系のオイルは避けたほうがよいといわれます。お医者様の指導のもとではありますが、その点でもホホバオイルは安心です。

白城さんが使っている2つのオイル。
左が、アメリカ・アリゾナの炎天下で育つ
KEIKO種のホホバからとったホホバオイル100%の
「プレミアム ピュアジェイオイル」
(サンナチュラルズ)。40㎖ 5200円+税。
右が「ベトナミーズ・タマヌ」
(O.I.L. FARMACY)。10㎖ 2000円+税。

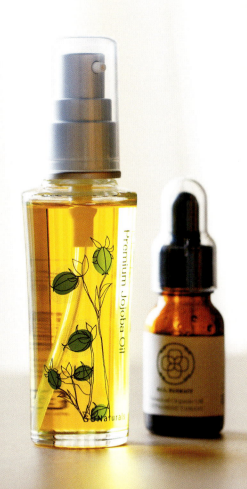

ホホバオイルは
お肌のお手入れに万能！

>>>>><<<<<

　ホホバオイルは、アメリカの砂漠地帯やアルゼンチン、ペルーなど、灼熱の太陽のもとで生育する植物・ホホバの種からとれるオイルで、いちばんの特徴は「ワックスエステル」という成分を豊富に含むこと。このワックスエステルは、人間の肌や髪の毛などの皮脂膜を作っている成分で、乾燥などを防いで自然なつややハリなどをもたらすはたらきをしているんです。残念なことに、人のワックスエステルは加齢とともに減少していき、体内で代謝できないので食事でとることもできない。だからお肌から補うしかありません。

　ホホバオイルは370℃に96時間放置しても酸化しない、というデータがあり、朝晩を問わず使えます。日中も気にせず使えるので、週末、息子の野球の応援に出向いたり、遠征に同行する私にとって、心強い味方です。

　また、ホホバオイルとひと口に言ってもさまざまあるようですが、私が使っているのは、種を低温でしぼってとった黄金色のオイル。オリーブオイルでいう〝エクストラヴァージン〟のようなものですね。ホホバの成分そのものなので、ビタミンEやビタミンA（β-カロテン）も豊富に含んでいます。無色透明のホホバオイルもありますが、これは精製されたもの。ビタミン類の栄養を含まないのでおすすめしません。

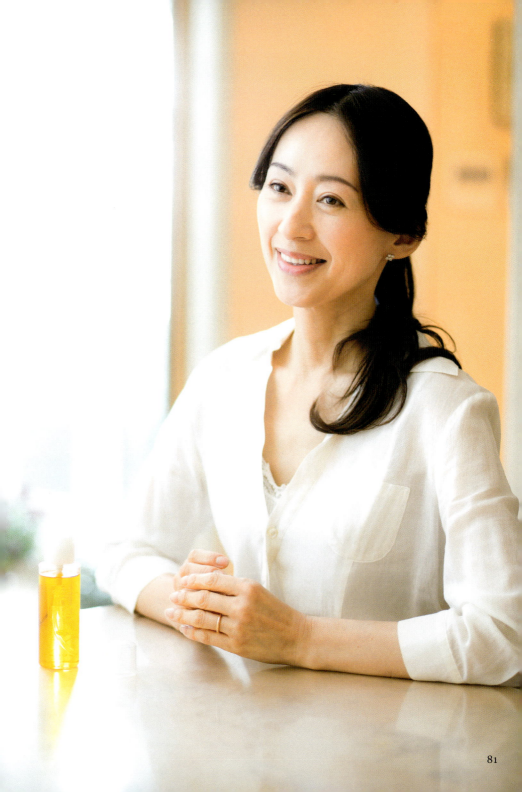

ホホバオイルの使い方

化粧水のあと、
乾かないうちになじませて保湿

>>>>><<<<<

　私の顔のお手入れは、朝晩とも同じ。洗顔して、化粧水をなじませて、まだうるおっているうちにホホバオイルをワンプッシュ。水分とともに顔になじませて、手に残ったオイルもなじませ、クリームをぬって終わりです。
　もともとひどい乾燥肌で、そこからくる炎症に悩まされていました。皮膚科で処方されたステロイド薬をぬっていたときもありますが、1週間以上は使えず、やめるとまた元どおり。乾燥しない対策法はないかしら、と探していたところホホバオイルと出合い、使い始めてからはいつもしっとり。すごい保湿力で、肌トラブルがなくなりました。
　オイルというとべたべたするのでは？と思われるかもしれませんね。でも、ホホバオイルの主成分は肌にも含まれるワックスエステルなので、すっと浸透して、オイルをつけた感じがせず、さらりとしているのも気に入っています。
　肌にすばやくなじんでくれるから、手にとってからつけると、ちょっともったいない（笑）。おでこにワンプッシュして、たれてくるのを手でクルクルと円を描きながら、やさしくなでながらなじませていきます。

ホホバオイルで
お肌ケア

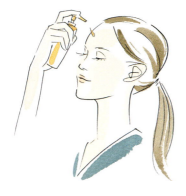

1
化粧水をつけたあと、乾く前に
ホホバオイルを
おでこにワンプッシュ。

2
オイルがたれるのにまかせて、
手でやさしく円を描きながら
おでこになじませる。

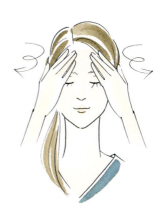

3
ほほも同様にしてなじませ、
目元を手で押さえ、鼻は軽く。
仕上げに残ったオイルを
手になじませる。

ホホバオイルの使い方

他の機能性オイルと混ぜて使う

>>>>><<<<<

　美容オイルには、機能性が高くても酸化しやすく、とくに直射日光を浴びると刺激やシミにつながりやすいものが多くあります（中性脂肪のひとつ「トリグリセリド」を含むオイルがそれにあたります）。それらを使うときに活躍するのが、酸化しにくいホホバオイル。ブレンドして使うことで状態が安定するので、安心していい効果を生かすことができます。つまり、優秀な〝仲介役〟になるわけです。

　なお美容オイルには、オリーブオイルやアルガンオイルなど、Part1でも登場した食用オイルとして使われるものもありますが、これらは精製方法が違います。美容オイルは肌なじみがよくなるよう分子が小さく、肌トラブルを避けるため不純物も取り除いています。食用オイルは、美容には向きません。

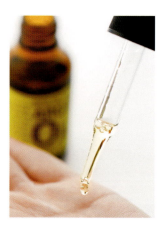

美容オイルをブレンドするときは、「ホホバオイルなどのキャリアオイル9：お好みのオイル1」の割合で。ブレンドした遮光びんに入れて、できるだけ早く使いきるように。

ホホバオイルとブレンドして使いたい
美容オイル

軽めのタッチで保湿を
アルガンオイル

肌の乾燥を緩和し、保湿力が高く、皮脂分泌促進作用もある。ビタミンE（トコフェロール）を含み、ファイトケミカルによる抗炎症作用も。肌を柔らかくするはたらきもあるので、ボディにもどうぞ。やや軽めの質感。

保湿力はあるが脂性肌には不向き
オリーブオイル

肌の乾燥を緩和し、保湿力が高いが、豊富に含まれるオレイン酸がアクネ菌繁殖の原因になることから、脂性肌やにきびができやすい肌のかたには不向き。粘性があって、重めの質感。

美白効果や吹き出もの改善に
マルラオイル

うっすらピンク色をしており、きれいになれそうな香りを持つ。ビタミンEが豊富で、保湿力も高い。ファイトケミカルのプロアントシアニジンが、日焼けの原因となるメラニンの生成を抑制するので美肌効果も。抗炎症、抗アレルギー、抗酸化作用もある。やや重めの質感。

切り傷ややけどには
タマヌオイルを

>>>>><<<<<

　オイルソムリエの資格をとる勉強をしていた頃のこと。家を出る直前に子どもたちの食事を作っていて、やけどをしてしまったんです。そのままお教室にうかがったところ、先生がおすすめくださったのが、このタマヌオイルでした。講義を受ける前にほんの1滴ぬったら、帰る頃にはもう赤みがひいていたのにまずびっくり。ぬり続けて1週間後に、下から傷も色素沈着も何一つない、きれいな皮膚が出てきました。天然のファイトケミカル、カロフィロリードのとても強い抗炎症作用が、肌の代謝もうながすので、やけど以外にも切り傷ができたとき、ひどい日焼けをしたときなどにぬっています。ステロイドでない点も安心して使っている理由です。

　このタマヌオイルは、グアムやサイパン、タヒチなどに生育し、神の木とよばれるタマヌという植物の果実と種をしぼってとれるオイルで、現地ではファイアーダンスでやけどをしたときにぬるなど、古くから外傷のクスリとして使用されているそうです。

　その最大の特徴は、いかにも〝効きそう〟な強烈なにおい。しかもいつまでもにおいが続くのですが、天然の再生能力が魅力で、手放せません。

ご自宅では、タマヌオイルをぬったあと、ラップを巻いてすこしおくひと工夫も。浸透がよくなる。

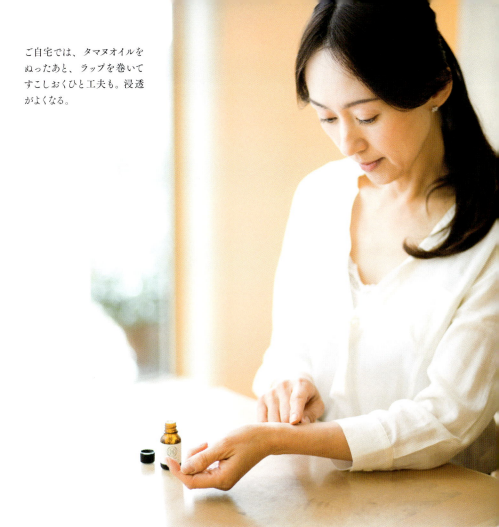

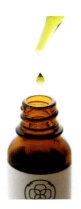

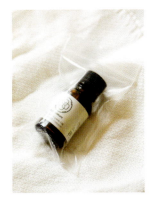

左／緑色のオイルは、白城さんが最初、思わず〝くさい〟と言ってしまったほどのにおいが特徴。

右／白城さんは、小さなビニール袋に入れて化粧ポーチに入れ、外出するときも携帯するほど。

アロマオイルで不調予防を

>>>>><<<<<

　暮らしのなかでできるオイル使いのひとつが、アロマオイルで家族や自分の体調不良を予防すること。「ちょっとのどの調子が悪いな」「お仕事で緊張したかな」「野球の練習で筋肉が疲れてるかな」といった具合に、状況をみながら使っています。使い方を間違えると逆効果ですし、クスリではありませんので、体調が悪くても軽くすむように、という補助的な使い方です。

アロマオイルの使い方

冬場は加湿器に入れて

　かぜをひきやすくなる冬は、家族みんなが集まるリビングに加湿器を置いて、乾燥を予防しています。そのときに、効能を期待したいアロマオイルをちょっとたらすと、ほんのり香って、心も体も元気でいられるような気がします。
　家族みんなで使えるオイルでおすすめなのは、ペパーミント、ユーカリ、ティートゥリー、ローズマリーなど。以下のように使い分けています。

鼻がつまったりのどの調子が悪いとき
ペパーミント

かぜ予防に
抗菌性のあるユーカリやティートゥリー、ローズマリー

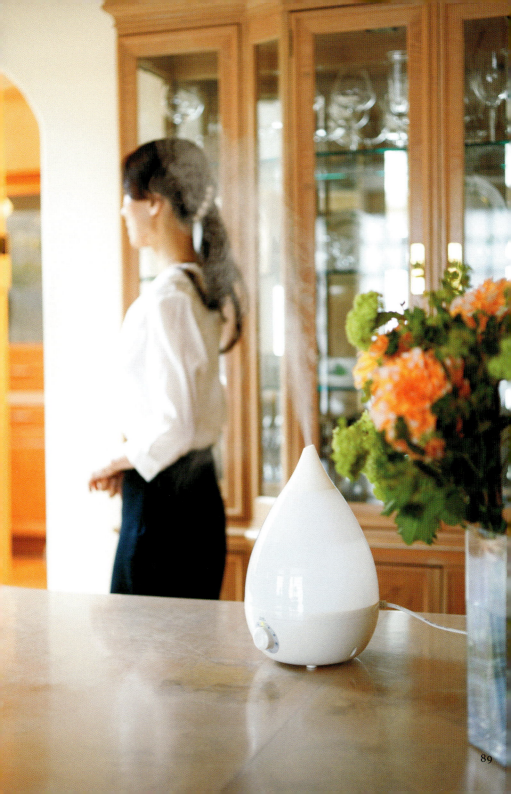

アロマオイルの使い方

マスクにたらして

>>>>><<<<<

　宝塚歌劇団を退団してからも、のどはずっと大切にケアしています。もともとのどがあまり強くないこともあって、冬場はとくに外出するときだけでなく、睡眠時にもマスクをして、うるおすようにしています。

　このとき、マスクの内側に2滴、アロマオイルをたらします。鼻にごく近いので、たらしすぎると強烈に香りますから、2滴までにするのがいいでしょう。マスクのいやなにおいがなくなって使用感がよくなり、アロマの効能で心も体も心地よくなります。このときのアロマオイルも、88ページと同じように使い分けることが多いですね。

　なお、アロマオイルはマッサージ用のオイルに混ぜて使うこともあります。マッサージオイルは重いとベタベタするので、私は使用感が軽いホホバオイルやファーナスオイルが好きです。

鼻がつまったりのどの調子が悪いとき
ペパーミント

かぜ予防に
抗菌性のあるユーカリやティートゥリー、ローズマリー

疲れをとりたいとき
イランイラン

緊張をといたり精神を安定させたいとき
フランキンセンス

アロママスクの作り方

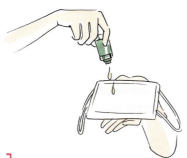

1
使い捨てマスクを使うとき、
内側にお好みのアロマオイルを
2滴たらせばでき上がり。

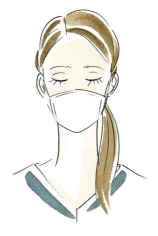

2
外出時や睡眠中は、
アロママスクでのどを保護。

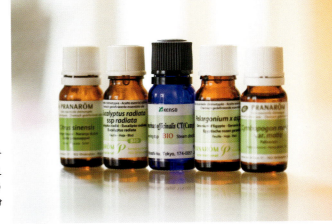

白城さんお気に入りのアロマオイル。お肌やのどの調子を整えるだけでなく、ゼラニウムのようにいい香りを持ちながら虫よけになるオイルも。

アロマオイルの使い方

のどのケアにもいい〝顔エステ〟に

▶▶▶▶▶◀◀◀◀◀

　リビングで、この〝顔エステ〟をしていると、「バスタオルをすっぽりかぶったヒトがいる！」という感じで、家族は興味津々（笑）。

　もともと、数年前にアロマのお勉強をしていたとき、のどをケアするために教わったのがこれ。お湯にアロマオイルをたらして、バスタオルをかぶって呼吸することで、湯気でのどや気管支がうるおっていく──アナログ版の吸入器、みたいなものです。しかもお肌にもとってもよくて、翌朝はツルツルピカピカになりますし、とても心地いいから安眠できるんです。

　お湯にたらすアロマオイルは、そのときによって、以下のように使い分けています。

のどのケアやかぜ予防に
ユーカリ、ティートゥリー

肌のケアに
ローズマリー、イランイラン、フランキンセンス、パルマローザ

爽快な気分に
オレンジスイート、グレープフルーツ

ご自宅で
"顔エステ"のやり方

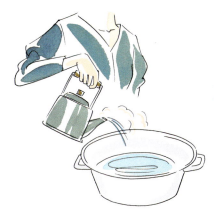

1
しっかりと沸かした熱湯を、
深めのおけに8分目まで注ぐ。

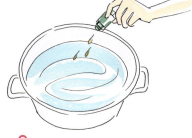

2
湯にお好みのアロマオイルを
2〜3滴たらす。

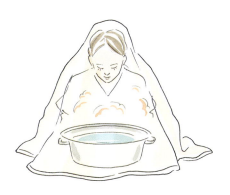

3
バスタオルをかぶり、立ちのぼる
湯気に顔を当てて7〜8分。
ラスト1〜2分は
口をあけて、のどのケアを。

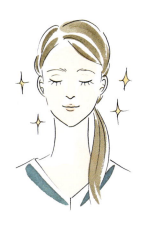

4
エステ後はじんわりと汗をかいて、
顔はツルツルピカピカ。
かぜ予防にもなる。

揚げ油で
かんたん
キャンドル作り

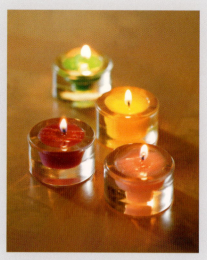

カラフルなオイルキャンドル。クレヨンと一緒にお好みのアロマオイルも混ぜると、アロマキャンドルに。

　育ち盛りの子どもたちが大好きな揚げもの。少量の油で揚げ焼きにすることもありますが、鶏のから揚げなどは、フライパンに1.5cmほど深さがほしいので、油がたくさん残ります。そんなとき、捨てるのがしのびなくて、キャンドルにすることも。
　作り方はとてもシンプル。用意するのは、使い終わった油、ドラッグストアなどで売っている油の凝固剤、クレヨン、割りばし、たこ糸、紙コップ、そして耐熱ガラスや缶などの容器。まず、割りばしにたこ糸をはさんで、容器の上に置きます。油を温めて凝固剤を入れて混ぜ、紙コップに入れて好みの色のクレヨンを削って混ぜ溶かしたら、さきほどの容器に流して、固まるのを待つだけ。かわいいキャンドルのでき上がりです。キャンドルの火を消したとき、かすかに鶏などの香りがするのはご愛嬌（笑）。

1

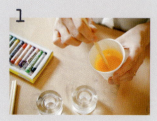

いまは大学生になった長男が子どもの頃に使っていたクレヨンが、暮らしのなかで再びよみがえる。

2

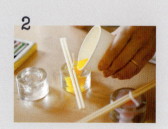

たこ糸は容器の高さプラス1cmほど。その1cm（点火部分）を割りばしから出してはさみ、残りは容器の中にたらす。ここに1を注ぐ。

教えて、オイルソムリエの白城あやかさん！
私たちのギモン

オイルソムリエの白城あやかさんが、
みなさまの素朴な疑問にお答えします。
そこには、当たり前と思われている常識が、
じつは非常識だった！ということもたくさん。
正しくオイルを楽しみましょう。

> **Q** 体にいい、と言われても
> お店にはたくさんの種類の
> オイルがあって困っています。
> 何を選べばいいのでしょう？

A 年齢や性別、食生活などから、
自分に足りないものを
優先的に取り入れてみて。

　この本では、私のオイルの使い方を通して、たくさんの種類をご紹介しました。私がみなさまにお伝えしたかったのは、男女とも平均寿命が80歳を超えるこの「超高齢社会」のなか、日々少しずつでも機能性の高いナチュラルなオイルをとって、いつまでも元気ですごしていただきたい、ということ。

　私はいま50歳をすぎ、ホルモンの状態が変わりつつあります。また、夫を支え、4人の子育てをしながら、歌を中心としたお仕事もしていきたい。それにはまず、日々元気でいることが大切なので、日々の食事で免疫力を高めるビタミンEを含むオイルや、肌あれしないよう抗炎症・抗酸化作用のあるオイルなどを少しずつとっています。美容面では、肌が弱いのでそのケアや、のどを痛めないようなメンテナンスにも、オイルがサポート役になっています。

ですから、おひとりおひとり、必要なオイルは違いますし、ご質問のお気持ちもとてもよくわかります。何から始めたらいいのか、迷いますね。まず最初の1本を選びやすいよう、機能性からご自身に必要な食べるオイルがかんたんにわかるよう、次のページにまとめましたので、参考になさってください。
　そしてもうひとつ大切なことは、〝無理をしない〟こと。オイルには無味無臭のものと独特の風味を持つものがあります。機能性だけがほしければ無味無臭のものが使いやすいですし、好きな香りのオイルで料理をもっとおいしくする、これも大切なオイルの使い方です。長く続けるためにも、ご自身で試して自分好みを見つけてみましょう。

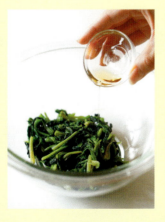 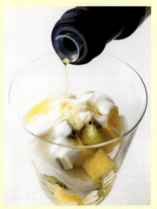

機能性から選ぶあなたに合う食べるオイル

- 外食が多い
- 青魚や生魚をあまり食べない
- 豆腐や油揚げなど大豆加工品が好き
- たばこやお酒をたしなむ
- アレルギー体質
- 血管系の病気や認知症が心配

- 食事は家で作ることが多い
- 肉をあまり食べない
- サラダ油をよく使う
- 二日酔いしやすい
- 肌あれや便秘になりやすい

こんなかたには

オメガ3系のオイル

たとえば

えごま油
アマニオイル

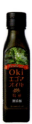
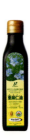

こんなかたには

オメガ9系のオイル

たとえば

オリーブオイル
米ぬかオイル
アルガンオイル
マカダミアナッツオイル
カメリナオイル
（オメガ3系を含む）

オメガ3系は体内で作ることができず、食べものでしかとれない必須脂肪酸。外食でよく使われるオイルはオメガ6系が多く、オメガ3系が不足しがちだと、それによる炎症やアレルギーを引き起こすことも。血液をサラサラにしたり、脳機能の向上も期待できます。

オレイン酸が豊富で抗酸化作用が高いオメガ9系の油は、老化の原因とされる活性酸素を除去するといわれ、アンチエイジングに効果的。また腸のぜん動運動をうながすので、便秘解消にも。不足すると肌あれが起こりやすくなります。

- 肉料理や乳製品をよく食べる
- 揚げものが好き
- 間食が多い
- 運動はあまりしない
- 小食のわりに太っている

こんなかたには

中鎖脂肪酸の オイル

たとえば

ココナッツオイル
ココナッツバター
MCTオイル

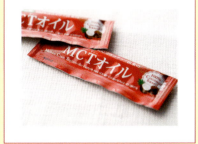

中鎖脂肪酸は体にたまりにくく、また肝臓でケトン体を作ります。そのときに脂肪を燃焼させるため、ダイエット向き。このケトン体はぶどう糖と同じようなはたらきを持ち、ダイレクトに脳のエネルギー源に。常温でも酸化しないので取り扱いはラク。

その他のオイル

オメガ6系を 含むオイル

たとえば

ごま油

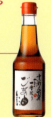

香りがよく、身近で使いやすいオイル。高温で加熱するとトランス脂肪酸に変わるので注意。

オメガ7系を 含むオイル

たとえば

マカダミアナッツ オイル

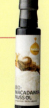

オメガ7系のパルミトレイン酸は血管壁を柔らかく、強くするはたらきがあり、血管系の病気予防が期待されます。オメガ7系は30代以降に減少するので、アンチエイジングのためにも効果的。

体にいいオイルなら、たくさんとるほど健康になれますか？

意識的に食べる健康オイルは、1日大さじ1杯が適量です。

　脂質1gは体内で9kcalになるので、とりすぎはエネルギー摂取過多につながります。1日にとる脂質の目安量（g）は、体重（kg）÷2。つまり体重が50kgなら25gです。脂質はいろいろな食材や食品に含まれていますから、機能性の高いオイルを意識的にとるなら、1日合計大さじ1杯で充分。3種類の油を小さじ1ずつでもいいですし、ちょっとずついろいろな種類でもいいでしょう。お好きな風味や使いみち、機能に応じて調整してください。

　そして大切なのは、目安となる脂質量のなかで、とりたくない脂質（有害物質といわれる「トランス脂肪酸」、動物性脂肪など）をできるだけ減らして、とりたいオイルで補うこと。この本でご紹介したように、焼き豚（→p.17）を作るときも、豚そぼろ（→p.51）を作るときも、動物性の脂を取り除いて、体にいいオイルでおきかえるなど、みなさまも工夫してみてください。

　ただし、機能性の高いオイルでも、クスリではありません。長い目で、ご自身の健康をサポートするものと考えてください。なめらかな舌ざわりやコク、風味を生かして、料理をおいしくするものという意識で、気負いなく日々の生活に取り入れてほしいです。

> Q 「体にいい」と聞いても、
> オイルって太るから
> 心配です。

A 適量なら大丈夫。
むしろ自分に必要なオイルは
積極的にとってください。

　多くのかたが「オイルは太る」と誤解しているようです。もちろん、とりすぎは肥満につながるので注意が必要ですが、脂質は人間の三大栄養素のひとつで、血管も細胞膜も、脂質が大切な役割を果たしています。オメガ3系の油のように、体内では作れず食事でとるしかない必須脂肪酸もあります。同じ成分を同じ量とるのに、食材ではかなりの量を食べなくてはなりませんが、オイルなら効率よくとることもできます。年齢や体調などに合わせて、必要なオイルを適量とることがおすすめです。

　また、例えば私が悩まされている花粉症は、クスリで症状を劇的に抑えることはできても、長年飲み続けるとクスリに耐性ができたり副作用が心配ですね。それより、改善の効果が期待できるえごま油を毎日少しずつとると同時に、アレルギーを引き起こすオメガ6系の食べものを控えることで、10年後、改善されているのかなと期待します。

体にいいといわれる「オメガ3系」の油、どのぐらいとるといいの？

A オメガ3系：オメガ6系
＝1：2が
よいバランスです。

　えごま油やアマニオイルなど、オメガ3系のオイルは、体内で、血液をサラサラにしたり脳を活性化する効果のあるEPAやDHAに変わる必須脂肪酸「α-リノレン酸」を含みます。これらは青魚に多く含まれ、昔は自然にとれていましたが、魚食の減った現代の食生活では意識的にとりたいオイルの代表格。いっぽう、紅花油やコーン油などオメガ6系のオイルは、外食や市販のお菓子、パンなどに含まれているので、意識しなくても自然にとっています。ほかに、オメガ6系の脂肪酸はごま油や大豆にも含まれています。このオメガ6系の脂肪酸はアレルギーや炎症（吹き出ものなど）を悪化させたり、血栓や血液の凝固をうながすことがわかっています。それを中和させるのが、相反する作用を持つオメガ3系。無理せずとるには、「オメガ3系」1に対して、「オメガ6系」2がいいバランスです。

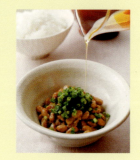

> **Q 食用油はコンロのそばに調味料と一緒に保存しています。大丈夫でしょうか？**

A ほとんどのものは冷暗所に、オメガ3系は冷蔵庫で保存しましょう。

　植物オイルは、光や熱にさらされると酸化しやすくなるので、コンロのそばにずっと置くのは向きません。引き出しの中など、できるだけ薄暗くて涼しい場所で保存します。私が愛用している米ぬかオイルは酸化に強いので、透明なびんに入っていてもそのままで大丈夫なのですが、やっぱり気になってアルミ箔を巻いて、遮光して使っています。

　そして一番気をつけたいのが、オメガ3系のオイル。構造が不安定で酸化しやすいので、絶対に冷蔵保存してください。使うときに冷蔵庫から取り出し、使ったらしまいましょう。

　美容オイルも、直射日光が当たる窓辺には置かず、できるだけ薄暗いところにしまってください。

「米ぬかオイルのびんにアルミ箔を巻いて、遮光することでよりいっそう安心して使えます」と白城さん。

Q 白城さんが油を買うときに気をつけていることは？

A 〝酸化しにくい状態かどうか〟を大切にしています。

　植物からとれるオイルは、酸化が大敵。体にいいはずの成分が、酸化によって悪影響をおよぼすことにもなります。酸化の三大原因は「光」、「熱」、そして「空気」。オイルの栓を開けたときから空気に触れて酸化が始まり、時間がたてばたつほど進行していきます。ですから、買うときは小さめのサイズを選んで、早く使いきって新しいものを求めるのがいいでしょう。とくに美容オイルは、酸化するとお肌トラブルにつながりますから、一番小さいサイズで充分です。

　私がオイルを買うときの基準にしているのが、大きく次の3つ。1つはお店の陳列状態。オイルに直射日光が当たっていたり、照明が強く高温になりやすい棚の上のほうに置かれていたら、買うのを避けています。とくに、酸化しやすいオメガ3系のオイルは冷蔵保管しているお店で買いたいですね。

2つめは、オイルが遮光されていること。緑や黒の遮光びんに入っていたり、透明びんなら箱に入っているものを選びます。ただし、ココナッツオイルは酸化しにくいので例外で、透明びんのままでも大丈夫です。

　3つめは、同じ種類なら、化学的な処理がされていないナチュラルなものであること。オイルのしぼり方も、できるだけ低温でしぼる（コールドプレス）か加熱しないものがおすすめです。体に入るもの、体につけるものですから、ラベルをよく見て、価格だけではなく、信頼できるものを買いたいですね。

白城さんおすすめのオイルショップ

O.I.L. FARMACY　オイルファーマシー

東京・表参道の骨董通りから路地を入ったところにある、オイル専門店。日本オイル美容協会が認定した「オイルソムリエ」がテイスティングして自信をもってすすめられる、「食」と「美容」のプレミアムオイルのみを取り扱う。ひとりひとりの好みや目的に応じて、オイルや使い方などを案内してくれ、テイスティングもできるので安心。

東京都港区南青山5-4-30 南青山NKビル3階
電話／03-6427-3982

この本で
ご紹介したオイル

たくさんあるオイルのなかから、
この本でご紹介したオイルについてまとめました。
体へのはたらきや調理法が似ている、
脂肪酸のタイプごとにご紹介します。

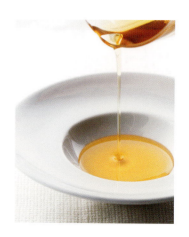

オメガ3系

超高齢社会に健康でいるために、必要なオイル。生活習慣病や脳機能低下の防止、アレルギー症状の緩和などに効果的。過剰摂取で体に悪影響をおよぼすことのあるオメガ6系と相反する作用を持ち、相殺するはたらきもある。現代の食生活で不足しがちなので意識的にとりたい。

えごま油

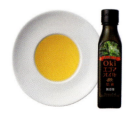

東南アジア原産のシソ科の植物・えごまの種をしぼったもの。オメガ3系のα-リノレン酸が、体内で代謝される間にEPAやDHAになり、血中の悪玉コレステロールを減らして血液サラサラ、血管修復、記憶力の向上に効果的。とくにファイトケミカルの「ロズマリン酸」と「ルテオリン」がアレルギー抑制に効果的なので、花粉症やアレルギー対策にも。

[保存] 冷蔵
[加熱] NG
[主な使い方]
常温の料理に使う。ドレッシングにして冷たいサラダなどの仕上げにかける、混ぜる、和えるなど。

アマニオイル

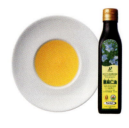

カナダやニュージーランドの寒冷地で育つアマという植物の種をしぼったもの。血液の流れをよくし、疲労物質を流してくれるので、アスリートなど体を使うかたにも効果的。ファイトケミカルの「リグナン」類が、女性ホルモンのようなはたらきをし、更年期障害や骨そしょう症予防にもなるので、年齢を重ねた女性にもおすすめ。

[保存] 冷蔵
[加熱] NG
[主な使い方]
常温の料理に使う。ドレッシングにして冷たいサラダなどの仕上げにかける、混ぜる、和えるなど。

オメガ6＋オメガ9系

オメガ6系の脂肪酸は、適量をとると血中の悪玉コレステロールを減らしたり更年期の症状を緩和させるが、とりすぎるとアレルギーを起こしたり、血管を傷つけて動脈硬化を起こしたりすることもあるので注意。肉や大豆、市販の食品にも多く含まれ、自然にとれているので、ほどほどに。

ごま油

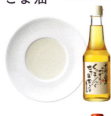
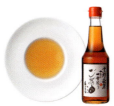

ごまの種を生のまましぼった黄色いタイプ（太白ごま油ともいわれる）と、焙煎してしぼった褐色の香ばしいタイプがある。抗酸化作用の強いビタミンEを含むが、高温で加熱を続けると、オメガ6系のリノール酸が体に悪影響をおよぼすトランス脂肪酸（→p.111）になるので、加熱は低温で。

[保存] 冷暗所
[加熱] 100℃以下ならOK
[主な使い方]
常温の料理に使うほか、温かい料理の仕上げにかけたり混ぜたり。焙煎タイプなら香りがより楽しめる。

オメガ9＋オメガ3系

オメガ9系の脂肪酸や抗酸化作用の高いビタミンEなどを含むため、オメガ3系のα-リノレン酸を含みながらも、軽く加熱できるのが、最大の特徴。カメリナオイルに代表されるのが、このタイプです。

カメリナオイル

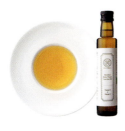

オーストリアやカナダなどで生育するカメリナ（アブラナ科の西洋なずな）の種をしぼったもの。なずならしく、青い香りが特徴。ねぎやにらの香りにも似ている。オメガ9系の脂肪酸とオメガ3系のα-リノレン酸を含む、珍しいオイル。

[保存] 冷暗所
[加熱] 100℃以下ならOK
[主な使い方]
常温の料理に使うほか、温かい料理の仕上げにかけたり混ぜることで、香りもより楽しめる。

オメガ9系

酸化しにくいため、加熱にも向くオイルが多い。
抗酸化作用を持つ栄養素、ビタミンEを持つものも多い。
腸のぜん動運動をうながすので、便秘解消にも。
とりすぎは肥満につながるが、それ以外の悪影響はほとんどない。

オリーブオイル

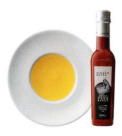

地中海沿岸などに生育するオリーブの果肉をしぼったもので、この本では未精製の「エクストラヴァージン」が前提。脂肪酸の約75％を占めるのがオメガ9系のオレイン酸。活性酸素を除去したり新陳代謝を促進する「スクワレン」を含むのが特徴。ビタミンEやポリフェノールも含み、悪玉コレステロールの減少、抗酸化作用による老化予防、便秘解消にも効果的。ものによって色や風味が違うので、お好みのものを使うとよい。

[保存] 冷暗所（ただし0℃以下で固まりやすい）
[加熱] OK
[主な使い方]
炒める、揚げる、焼くなどの加熱調理はもちろん、料理の仕上げにかけたりドレッシングにしてサラダなどにかけても。特有の香りを生かす使い方もおすすめ。

米ぬかオイル

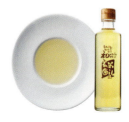

玄米を精製するときに出る米ぬかからとれる、黄色い油。JAS規格では「こめ油」と表記。オメガ9系の脂肪酸、オレイン酸を豊富に含み、抗酸化作用が強く加熱もOK。米ぬか特有のγ-オリザノールがホルモンに似たはたらきを持つことから自律神経を整えたり、更年期の症状を緩和。肝臓にはたらきかけるスーパービタミンE（トコトリエノール）も豊富。

[保存] 冷暗所
[加熱] OK
[主な使い方]
炒める、揚げる、焼くなどの加熱調理はもちろん、料理の仕上げにかけたり、サラダなどの仕上げにかける、混ぜる、和えるなど、万能に使える。

アルガンオイル

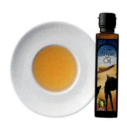

モロッコに生育するアルガンツリーの種の中にある白い仁（胚乳）をしぼったもの。生のまましぼったものと、ローストしてしぼった香ばしいタイプがある。強い抗酸化作用のあるビタミンEが豊富で、オリーブオイルの約4倍。なかでもγ-トコフェロールがむくみ改善に効果的。加熱はできるが、希少な油なので、少量を効果的に使いたい。

[保存] 冷暗所
[加熱] OK
[主な使い方]
熱々にして薬味の上にかけたり、料理の仕上げにかけたり、常温の料理にたらしたり。

オメガ9＋オメガ7系

オメガ7系「パルミトレイン酸」を含むのが最大の特徴。
血管壁を柔軟にして、強くするはたらきがある。とくに脳血管に作用するため、日本人の死亡原因の上位である血管系の病気予防になる。
パルミトレイン酸は、加齢とともに減少するので、積極的にとりたいオイル。

マカダミアナッツオイル

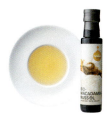

マカダミアナッツの種の中にある白い仁（胚乳）からとれるオイル。生のまましぼったものは淡い黄色で、焙煎してしぼったものは淡い茶色をしている。脂肪酸の約6割はオメガ9系のオレイン酸だが、オメガ7系の「パルミトレイン酸」を含む数少ないオイル。血管壁を強くして血管系の病気や、インスリン分泌を促進して糖尿病の予防にも。

[保存] 冷暗所
[加熱] 100℃以下ならOK
[主な使い方] 料理の仕上げにかけたり、トーストなど温かいものにかけたり。甘いものと合わせるとナッツのいい香りが引き立つ。

中鎖脂肪酸

食べると胃から直接肝臓に入って「ケトン体」になる。
これはぶどう糖と同じようなはたらきをするもので、脳に直接はたらきかけ、神経細胞のエネルギーにもなる。またケトン体が作られるときに脂肪を使うことから、ダイエットオイルとしても注目されている。

ココナッツオイル・ココナッツバター

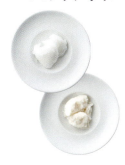

熱帯地方に生えているココヤシの胚乳（白い部分）から作る油で、酸化しにくい飽和脂肪酸でできている。中鎖脂肪酸が豊富で、ダイエットに効果的といわれる。甘い香りが特徴だが、無香タイプもある。ココナッツバター（写真下）は胚乳をくだいてすりつぶしたもので、栄養価は高いが少しざらつく食感。ココナッツオイル（写真上）はオイルだけを抽出しているのでなめらか。

[保存] 常温（融点が24℃前後なのでほぼ固形）
[加熱] OK
[主な使い方] 炒める、揚げるなど高温加熱の調理や、焼き菓子の材料に。トーストなど温かいものにのせても。溶かすときは、必ず湯せんで。電子レンジは不可。

MCTオイル

中鎖脂肪酸（Medium Chain Triglyceride）のこと。中鎖脂肪酸を豊富に含むココナッツオイルなどからラウリン酸などを取り出したもので、カプリル酸とカプリン酸だけでできている。無色透明で、液状。

[保存] 冷暗所
[加熱] NG（加熱OKの商品もある）
[主な使い方] 常温の料理に使うのが原則。

オイルがもっとわかる主な用語集

この本には「脂肪酸」や「オメガ3」など、あまり聞きなれない言葉がたくさんでてきます。
少し難しい内容かもしれませんが、
理解してオイルを使っていただきたいので、要点をまとめてご説明します。

油（オイル）

炭水化物、たんぱく質と並ぶ、人間の三大栄養素のひとつ「脂質」のこと。主に「脂肪酸」からなる化合物。

― グリセリンなど

脂肪酸

炭素、水素、酸素が結合したもの。この3要素が鎖のように連なってできている。なかでも、炭素が二重結合している部分があるものを「不飽和脂肪酸」、二重結合がないものを「飽和脂肪酸」という。

飽和脂肪酸
肉の脂肪、バター、ココナッツオイルなど

炭素の二重結合がなく安定しており、体内で主にエネルギーとなる。肉類の脂やバター、ココナッツオイルなど、常温では固形。脂は使われない分が体にたまるが、中鎖脂肪酸のココナッツオイルは代謝され、体にたまらない。

不飽和脂肪酸
植物油、魚介の油など

炭素の二重結合があり、安定性が低いために酸化しやすい。体内で細胞膜やホルモンなどになる。植物性脂肪や魚介類の油など、常温で液体のものがこれにあたる。体内で作られない「多価不飽和脂肪酸」と体内でも作られる「一価不飽和脂肪酸」がある。

▷ 酸化

光、空気、熱などの影響でオイルと酸素が結びついたり、水素が奪われることで違う性質に変わる。酸化したオイルをとると、動脈硬化の進行につながるなど、悪影響をおよぼすことがわかっている。

▷ トランス脂肪酸

できるだけ摂取を避けたい油脂。液状の植物油に人工的に水素を添加することで、常温でも固形を保つように変化させたもので、マーガリンやショートニングがこれにあたる。保存性は高まるが、体内で活性酸素を発生させて老化を促進させたり、動脈硬化を進行させたり、認知症のリスクを高めるといわれている。市販の食品やお菓子、ファストフードなどに含まれていることが多い。

多価不飽和脂肪酸
（オメガ3系、オメガ6系）

えごま油、アマニオイル、ごま油など

体内で作られず、食べものからしかとれないため「必須脂肪酸」といわれる。炭素の二重結合が端から3番目にある「オメガ3系」と6番目にある「オメガ6系」がこれにあたる。えごま油、アマニオイルなどのオメガ3系は「α-リノレン酸」からEPA、DHAへと代謝、ごま油などのオメガ6系は「リノール酸」からγ-リノレン酸、アラキドン酸へと代謝する。構造がとても不安定で、酸化しやすい。

一価不飽和脂肪酸
（オメガ9系、オメガ7系）

オリーブオイル、米ぬかオイル、カメリナオイルなど

多価不飽和脂肪酸よりも酸化しにくく、加熱に強い。二重結合が端から9番目にある「オメガ9系」、7番目にある「オメガ7系」がこれ。オリーブオイルや米ぬかオイルなどのオメガ9系はオレイン酸が豊富、マカダミアナッツなどのオメガ7系はパルミトレイン酸が特徴的。

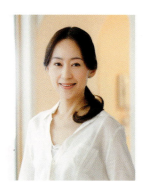

白城あやか　Ayaka Shiraki

オイルソムリエ。宝塚歌劇団で星組トップ娘役を務めたあと、1997年に退団。タレントの中山秀征さんと結婚し、現在は大学生から小学生まで、4人の子育てをしている。2017年2月、一般社団法人日本オイル美容協会認定「オイルソムリエ」を取得。「食」と「美容」をはじめ、暮らしに良質なオイルをとり入れ、自身と家族の健康に気を配っている。

1日大さじ1杯だけでカラダがよみがえる！
かんたんオイル健康法

発行日　2018年6月5日　初版第1刷発行

著　者　白城あやか
発行者　井澤豊一郎
発　行　株式会社世界文化社
　　　　〒102-8187　東京都千代田区九段北4-2-29
　　　　電話　03-3262-5118（編集部）
　　　　　　　03-3262-5115（販売部）
印刷・製本　凸版印刷株式会社
DTP製作　株式会社明昌堂

©Ayaka Shiraki, 2018. Printed in Japan
ISBN 978-4-418-18316-6

無断転載・複写を禁じます。定価はカバーに表示してあります。
落丁・乱丁のある場合はお取り替えいたします。

協力
●一般社団法人日本オイル美容協会
電話　03-6427-7901
http://www.oil-biyou.jp

●株式会社ジョイント（器・リネン類）
電話　03-3723-4270
リネン　http://www.linoelina.com
器　http://www.truffe-online.com

●サンナチュラルズ
0120-140-191
http://www.sunaturals.co.jp

撮影／西山 航（小社写真部）
料理協力／りんひろこ
スタイリング／岡田万喜代
イラスト／高篠裕子（asterisk-agency）
デザイン／齋藤彩子
校正／株式会社円水社
編集部／原田敬子